Haylie Pomroy

LA DIETA DEL METABOLISMO ACELERADO

Haylie Pomroy, con cuatro clínicas privadas, es una aclamada experta en nutrición reconocida en la comunidad médica por su habilidad para generar una pérdida de peso rápida, sana y duradera. Su impactante cartera de clientes incluye celebridades como Jennifer López, Reese Witherspoon, Cher, Raquel Welch y Robert Downey, Jr. Aparece con regularidad en programas de entretenimiento como *Extra* y *Access Hollywood* de NBC, así como en las revistas *Marie Claire*, *People*, *Star* y más. Es vicepresidenta de investigación y desarrollo clínico para East West Essentials, consultora certificada para el bienestar y asesora holística.

LA DIETA DEL METABOLISMO ACELERADO

LA DIETA DEL METABOLISMO ACELERADO

La última dieta que harás en tu vida

Haylie Pomroy

con Eve Adamson

Traducción de Ariadna Molinari

Vintage Español
Una división de Random House LLC
Nueva York

PRIMERA EDICIÓN VINTAGE ESPAÑOL, NOVIEMBRE 2013

Información de catalogación de publicaciones disponible en la Biblioteca del Congreso de los Estados Unidos.

Vintage ISBN: 978-0-8041-6952-3

Para venta exclusiva en EE.UU., Canadá, Puerto Rico y Filipinas.

www.vintageespanol.com

Impreso en los Estados Unidos de América
10 9 8 7 6 5 4 3 2 1

Para mi hijo Eiland, quien me enseñó que el amor verdadero existe, y para mi hija Gracen, de quien aprendí que todo es posible. Este libro está dedicado a ustedes.

Índice

CUARTA PARTE

El metabolismo acelerado en acción

Prólogo

"¡Ya era hora de que nos conociéramos!", fueron las primeras palabras que le dije a Haylie Pomroy, la nutrióloga de la consulta privada a la que me había integrado hacía poco tiempo en Burbank, California. Nuestros horarios de trabajo no coincidían, pero con frecuencia mis pacientes y otros médicos de la clínica me contaban lo brillante que era esta nutrióloga. Cuando finalmente la conocí, no pude estar más de acuerdo con ellos; sin duda era una persona excepcional, más allá de su personalidad magnética y el trato cuidadoso que sin duda les da a sus pacientes. Lo que me impresionó más era el estado de los pacientes mismos, quienes estaban muy felices, satisfechos y recuperando la salud con gran rapidez tras perder peso de forma significativa y hasta sorprendente gracias al plan de Haylie. Es una mujer que obtiene resultados.

Comencé a mandar con ella a algunos de mis pacientes, en particular a personas obesas que sufrían de diabetes o hipertensión, para quienes la pérdida de peso era literalmente una cuestión de vida o muerte. En sus siguientes citas, me contaban con mucho entusiasmo sobre Haylie y los deliciosos alimentos reales y placenteros que la dieta incluía. Incluso me compartían las recetas y me agradecían con sinceridad haberlos enviado con ella. Nunca antes había visto a tanta gente comprometerse con un plan de dieta.

Al principio, tras ver el tipo de resultados que Haylie obtenía con sus clientes, me pregunté si no sería acaso otro de esos planes de pérdida de peso que a la larga fracasarían y frustrarían a esos pacientes, muchos de los cuales habían bajado y subido de peso varias veces en su vida. Pero una vez que Haylie me enseñó el plan paso a paso, me di cuenta de que era diferente de todos los demás. El programa de Haylie tiene solidez médica y está fundamentado en ciencia real, no en teorías experimentales ni en evidencia anecdótica. No hay misterio alguno: Haylie conoce a profundidad cómo funciona nuestro metabolismo y cómo los cambios bioquímicos que desencadena la alimentación pueden acelerarlo o hacerlo más lento. Lo mejor de todo es que el plan funciona con rapidez, de manera integral, y los resultados son duraderos. Sus pacientes no recuperan el peso que han perdido.

Una de las razones por las cuales funciona tan bien es que es agradable y fácil de cumplir. El plan consiste en un sistema ingenioso de horarios y distribución de comidas que funciona como entrenamiento para el metabolismo. He visto que la gente pierde peso, que disminuye sus niveles de colesterol, que sus niveles de azúcar en la sangre se estabilizan, que duerme mejor y que supera la depresión. Estos resultados no son temporales, sino que son capaces de superar la prueba del tiempo. Haylie siempre dice: "Deja que la comida haga el trabajo por ti", y sabe muy bien cómo hacerlo, incluso en el caso de pacientes que no han podido librarse del peso extra con otras dietas.

Según los Centros para el Control y Prevención de Enfermedades, en 2010, 35.7% de los adultos estadounidenses padecían obesidad, mientras que 34.2% tenían sobrepeso. Esto indica que 69% de los adultos estadounidenses pesaban más de lo que debían, poniendo en riesgo su salud y bienestar. Los problemas relacionados con el peso han alcanzado proporciones epidémicas, así que no hay tiempo que perder. En el consultorio he sido testigo de los terribles efectos secundarios del exceso de peso: enfermedades coronarias crónicas, diabetes, depresión y un estilo de vida poco satisfactorio y muy sedentario. He visto a los pacientes ser víctimas del círculo vicioso de las dietas radicales y los atracones posteriores, y no poder escapar de las constantes luchas contra la comida y esas libras de más que no logran perder por más que lo intentan. También he presenciado el desgaste psicológico que causan los problemas de peso y las enfermedades crónicas asociadas a ellos, que, sin duda, es muy alto.

Haylie les proporciona esa luz al final del túnel proverbial cuando han perdido la fe en las dietas. Desearía que todos pudieran tratarse directamente con Haylie, pues es una gran inspiración y motivación para sus clientes, quienes le tienen un gran aprecio. Por eso celebro que haya decidido escribir este libro, pues ahora cualquiera tendrá acceso a su increíble plan y contará con su apoyo. A través del humor, la enseñanza y la firmeza en partes iguales, Haylie provoca cambios que muchos creíamos imposibles. Créanme cuando les digo que *es posible* lograr cambios en cuanto a su peso, su salud y su vida. He visto a Haylie lograrlo, así que no puedo esperar para darle a cada uno de mis pacientes un ejemplar de este libro. Si lo estás leyendo, es posible que nunca más tengas que buscar ayuda médica a consecuencia de la devastación provocada por enfermedades crónicas inducidas por las dietas. Nada me dará más gusto que perder unos cuantos pacientes gracias a que están recuperando la salud.

Así que, ¡felicidades! Con la ayuda de Haylie Pomroy, tu metabolismo y tú están a punto de empezar a sanar.

DOCTOR BRUCE M. STARK
Médico acreditado en medicina interna y adicciones; actualmente se encuentra especializándose en medicina para el dolor y medicina antienvejecimiento

PRIMERA PARTE

TE PRESENTO A TU METABOLISMO

Introducción

Soy la gurú del metabolismo.

Sé por qué no lo logras, por qué tu cuerpo ya no responde a las dietas obsesivas, a los programas de ejercicio debilitantes ni a los regímenes alimenticios bajos en carbohidratos, bajos en grasas o altos en proteínas. Sé por qué no puedes bajar de peso… pero también sé cómo solucionarlo.

Soy la ajustadora de cuerpos, la entrenadora personal de tu metabolismo. Innovo, no imito. Me han acusado de agregarle magia negra a mi plan de dieta, porque en apariencia funciona de forma ridículamente fácil, y los resultados desafían cualquier experiencia anterior con otros regímenes. Pero te aseguro que no hay brujería alguna de por medio.

Estoy aquí para revolucionar la manera en la que la gente se vincula con la comida y hace uso de ella. Puedes perder 20 libras en cuatro semanas comiendo alimentos reales, sin contar las calorías una sola vez, y desarrollando un metabolismo sano y acelerado. No es cuestión de magia ni un engaño. En los congresos, los médicos me piden consejos y me escuchan con atención. La gente imita mis planes de dieta y productos, y los clientes salen de mi consultorio, como diría mi sutil hermanita, hechizados por mis pociones.

Pero éstas son el tipo de "pociones" que en verdad te harán sentir saludable y verte fabuloso… además de librarte de esas libras de más. Mis clientes no son el tipo de personas que se sentirán satisfechos si hacen una dieta que no funciona, es muy difícil de seguir, los debilita y los priva de las cosas placenteras de la vida. Atiendo a jugadores de futbol americano profesional y a sus esposas, así como a estrellas del cine y la televisión. Hasta el sultán de Dubái atravesó el océano sólo para verme, por recomendación de su médico en el hospital Johns Hopkins de Dubái.

También he ayudado a *mucha* gente que no es precisamente famosa, pero que igual necesita bajar de peso *ahora mismo*, por prescripción médica. Durante muchos años me he enfocado en la atención personalizada y presencial. Doy consultoría a médicos y centros especializados en pérdida de peso, y trabajo detrás de cámaras en el desarrollo de planes de dieta que se presentan en algunos de los principales programas televisivos de Estados Unidos. A petición expresa de empresas de publicidad y agencias de relaciones públicas, he viajado para inspeccionar sus productos, desde bebidas para deportistas hasta programas de almuerzo escolar saludables. He dado consultorías a Safeway y asesoré a Warner Brothers en su campaña Back to School de los Looney Tunes, además de participar en la campaña de acción social de la película *Food, Inc.*

Estoy aquí para promover la salud y para que la gente pierda peso. A esto me dedico. Ésta soy yo, y por eso sé que puedo ayudarte.

La razón por la que te he contado lo anterior es para que comprendas que la dieta del metabolismo acelerado no es una teoría sin comprobar o un vil producto de mis buenos deseos. Se la he dado a cientos de pacientes, a quienes he visto perder un total de miles de libras, así que sé que funciona. Si no fuera así, ya estaría en bancarrota, pero mis clínicas tienen largas listas de espera, y algunos de mis clientes más adinerados incluso envían sus jets privados para que vaya a sus casas a enseñarles cómo seguir el plan. Ahora también soy *tu* nutrióloga y con este libro te entrego mi plan de dieta. Deseo que toda la gente que quiere bajar de peso y recuperar la salud lo logre de forma veloz, efectiva y permanente.

A través de años de estudio y de trabajo clínico he aprendido cómo hacer que tu metabolismo se ponga en pie y preste atención, cómo hacer que se ponga a trabajar y comience a quemar la grasa que durante años te ha fastidiado. En este libro te enseñaré exactamente cómo hacerlo realidad.

No es un texto para quienes harán su primera dieta, sino para quienes harán la última dieta de su vida.

Este libro está dirigido a quienes ya no les funcionan los viejos trucos para bajar de peso. Es para quienes aman la comida y están cansados de luchar contra los antojos, la fatiga y el abdomen protuberante, así como para los que han hecho todas las dietas posibles y no creen poder hacer una más. Si estás a punto de darte por vencido porque no crees que llegarás a tu peso ideal, si crees que estás destinado a ser más pesado de lo que deseas, entonces este libro es para ti. La lucha ha terminado. Es momento de amar la comida y aprender a hacer uso de ella para perder peso en serio y de forma duradera.

Hacer dieta tras dieta desgasta y apaga el metabolismo, pero la dieta del metabolismo acelerado lo enciende y activa de nuevo. La premisa es simple: hay que confundir al cuerpo para perder peso. Así como se combinan diferentes ejercicios para mejorar el desempeño atlético del cuerpo, combinar entrenamientos para el metabolismo estimula diferentes mecanismos de quema de grasas, formación de músculo y recuperación que potencian tu esfuerzo.

A través de la **rotación sistemática de alimentos *definidos* en días *específicos* y a horas *estratégicas***, tu cuerpo se transformará gracias al ciclo de descanso y recuperación activa al cual entrará el metabolismo. Tu cuerpo se mantendrá sorprendido, nutrido y revitalizado, hasta convertirse en una hoguera de quema de grasas y perderás peso de la manera que siempre soñaste. La dieta del metabolismo acelerado está diseñada para que seas más liviano y estés más sano.

Cada semana comerás de tres formas distintas, siguiendo las fases 1, 2 y 3. La rotación de fases continúa durante cuatro semanas, de modo que abarca cualquier escenario bioquímico del ciclo mensual del organismo (tanto en mujeres como en hombres). Obtendrás más de la comida y de tu propio cuerpo de lo que jamás imaginaste. A través de la comida, comenzarás a quemar como nunca antes hasta la grasa más escondida en tu cuerpo. ¿Quieres resultados rápidos y duraderos? Ésta es la dieta para ti.

Al terminar el libro, sabrás cómo funciona el cuerpo y por qué reacciona de cierta manera ante nuestras acciones. Nunca más ayunarás ni pasarás hambre, y además perderás libras.

No es una promesa vana. Puedes hacerlo. He visto el éxito de esta dieta una y otra vez en hombres, en mujeres, en personas de 20 años y hasta de 70. He diseñado mapas de comidas precisos y claros que pueden adaptarse a los requerimientos alimenticios de distintos grupos: celiacos, vegetarianos o veganos, y carnívoros empedernidos. Es un plan fácil de seguir... e irresistible.

Varios clientes me han dicho en broma que sueno pedante o hasta pretenciosa cuando me comparten sus historias de dietas del terror y les contesto que pueden sanar su metabolismo. Luego empiezan el programa y afirman que es como si se hubiera encendido un fósforo en su interior. Cuando salen del consultorio, me gusta decirles que espero que la próxima vez ocupen menos espacio en mi oficina, y que, si siguen la dieta, su única preocupación será encontrar una modista de confianza, pues su metabolismo estará en llamas, alimentado por el exceso de grasa. Y vaya que la quemarán.

Prepárate para cambiar tu vida, pero sobre todo para comer bien.

La alimentación es lo único que tenemos para nutrir nuestro cuerpo y tener un corazón sano, huesos y músculos fuertes, así como piel, uñas y cabello radiantes. Es el combustible para la producción de las hormonas que regulan todo el organismo. No sólo nos da energía; nos da vida. Es hora de perderle el miedo a comer y aprender a hacerlo bien. Todo empieza con una chispa…

¡ENCIENDAN MOTORES! ES HORA DE QUEMAR

Algunas personas consideran que perder peso es un misterio, o incluso algo imposible, pero en realidad no es tan complicado. No es cuestión de calorías, onzas de grasa o de carbohidratos. A la gente le gusta afirmar que para bajar de peso basta con comer menos calorías de las que el cuerpo consume. Calorías más, calorías menos. Nunca he creído en esto, y he presenciado lo falso que resulta para algunas personas. *No* se trata de comer menos calorías, sino de quemarlas.

Se trata de tu metabolismo. Enciéndelo y lograrás quemar todo lo que comes como una hoguera, incluso si es mucho. ¿Has visto a esas personas muy delgadas que siempre se atascan? Es porque tienen metabolismos rápidos. Por otro lado están quienes apenas si prueban bocado y siguen teniendo peso de más. Su metabolismo es lento, se ha apagado y no quema las grasas como debería. Si apisonas tu metabolismo hasta que quede como un montón de leños húmedos, no hará nada por ti. Si a esa pila le agregas chatarra, crearás la fórmula para el desastre. Es imposible encender la hoguera así. Te quedarás con una pila de leños húmedos y chatarra enmohecida. Es decir, te quedarás con la grasa. Esto es lo que ocurre cuando le echas comida chatarra, azúcares procesados y todos esos otros alimentos que sabes que probablemente no debes comer a un cuerpo con metabolismo lento. Acumulas grasa y más grasa, y nada parece consumirla.

Pero no es grasa de más lo que quieres, sino músculos esbeltos. Deseas tener energía, hormonas saludables, niveles normales de colesterol y de azúcar en la sangre, así como cabello, uñas y piel increíbles. Quieres irradiar salud y disfrutar el proceso para obtenerla. Anhelas verte y sentirte de maravilla, pero estás cansado de privarte de lo que te gusta.

¡No hay problema! Sólo hay que arreglar la pila de leños mojados. Hay que secarlos, agregarles algún líquido inflamable y encender un fósforo. Hay que prender de nuevo la hoguera, encender el metabolismo, y entonces podrás comer como la gente "normal". Podrás comer como otras personas, como nunca creíste que podrías volver a hacerlo.

El problema de muchos de mis clientes, y tal vez también el tuyo, es que, si tienen sobrepeso y se han pasado la vida haciendo dietas para controlarlo (posiblemente sin obtener resultados a la larga), aquello que creían que les ayudaba en realidad les ha hecho daño. Hacer una dieta tras otra durante mucho tiempo "enmohece" tu metabolismo, apaga la hoguera y lo hace cada vez más lento, año tras año, hasta que no es más que una pila de leños húmedos. Cuanto menos comes, más lento se hace el metabolismo, así que cada vez serán menores las porciones que tu cuerpo podrá procesar.

Ésta es la razón por la cual muchas personas son incapaces de perder peso, a pesar de que comen poco. La llama de su metabolismo se ha apagado y son incapaces de encenderla de nuevo; los leños están húmedos, la chatarra se ha acumulado y el proceso se vuelve disfuncional.

Requieren un nuevo comienzo. Necesitan reiniciarse.

Les hace falta lo que ahora tú tienes entre las manos: la dieta del metabolismo acelerado.

¿CÓMO SURGE LA DIETA DEL METABOLISMO ACELERADO?

Todo empezó con un par de borregos. ¡En serio! Soy un poco agreste… o sea, tengo formación en ciencia agrícola y zootecnia. Estuve involucrada con los Future Farmers of America (FFA), una organización estadounidense que promueve la educación agrícola y pecuaria. Soy una apasionada de la ciencia, aunque no estudié una carrera relacionada con alimentos, como podría esperarse. Estudié una licenciatura en ciencias animales. Ahí fue cuando empecé a entender que la comida puede utilizarse, de manera sistemática y con un propósito específico, para moldear el cuerpo como un escultor daría forma a un trozo de arcilla.

Siempre me ha fascinado entender cómo funcionan las cosas, en particular el cuerpo humano. Pero también me obsesionaban los animales, así que creí que podría enfrentarme a los rompecabezas que plantea la ciencia animal y decidí convertirme en veterinaria.

Sin embargo, en la universidad, las clases estaban mucho más orientadas hacia la zootecnia. De hecho, Temple Grandin (autor de *bestsellers*, profesor de ciencia animal y reconocido consultor en la industria ganadera) fue uno de mis profesores y mentor personal. Tomé clases sobre producción de ovejas, producción de reses, alimentación ganadera y nutrición animal. Trabajé como ayudante técnico veterinario y, para prepararme para la especialidad veterinaria, hice prácticas en nutrición en la Universidad Estatal de Colorado. En conjunto, obtuve una visión sorprendente sobre la nutrición. Cuanto más aprendía sobre la alimentación animal, más creía que algunos de los mismos conceptos eran aplicables a las personas; que la dieta humana también podía ser manipulada con cuidado para acelerar el metabolismo e incrementar la velocidad de la quema de grasas.

SÉ UN CABALLO DE CARRERAS

Me fascinan los caballos. Disfruto montarlos, estudiarlos y admirarlos, pero también creo que pueden enseñarnos cosas interesantes sobre el metabolismo.

Algunos caballos son de fácil mantenimiento, pues es posible mantenerlos e incluso engordarlos con pequeñas porciones de comida. Hay otros que son "devoradores", pues se los puede alimentar y alimentar, y aun así es difícil lograr que conserven el peso.

¿Qué diferencia hay entre ellos? El metabolismo. En zootecnia, hay un concepto denominado tasa de conversión alimenticia. ¿Cómo se alimenta a una res para lograr la mejor musculatura, distribución de la grasa, calidad y valor mercantil de la carne? ¿Cómo se alimenta a un caballo para optimizar las fibras musculares de contracción rápida y de contracción lenta, de modo que sean más veloces en una carrera o tengan energía suficiente durante recorridos largos? La aplicación de estos principios tanto a la industria ganadera como a la equina implica transacciones de miles de millones de dólares. Esto me hace preguntarme: ¿por qué nadie ha adaptado el conocimiento científico que tenemos de estos animales a la pérdida o ganancia de peso en los humanos? Sería algo revolucionario. Pues eso es justo lo que yo estoy haciendo por ti.

¿Qué tipo de caballo deseas ser? ¿El regordete de fácil mantenimiento o el delgado devorador? ¿Vas camino al Derby de Kentucky o seguirás viviendo de puro pasto?

Decidí enfocarme en el bienestar, no en la enfermedad. ¿Podría ayudar a la gente a mantenerse saludable a través de mi conocimiento sobre ciencia animal? ¿Y qué ocurriría si a esta mezcla integrara mi pasatiempo favorito: la comida? Fue así que decidí cambiar el rumbo de mi profesión.

En 1995, la consultoría sobre bienestar físico se estaba volviendo popular. Para ser un consultor de bienestar físico certificado es necesario pasar una serie de cursos científicos sobre anatomía y fisiología, ejercicio, nutrición y manejo de estrés, así como certificarse en primeros auxilios y reanimación cardiopulmonar. Parecía lo indicado para mí, así que me concentré en el estudio. Deseaba ser capaz de valorar el perfil de salud de un individuo y hacerle recomendaciones que en verdad fueran útiles y significativas sobre nutrición, ejercicio y manejo del estrés.

Me volví consultora de bienestar físico registrada con especialidad en salud holística, nutrición, ejercicio y manejo de estrés… ¡pero no quería dejar de aprender! Me dediqué a obtener casi una docena más de certificaciones avanzadas. Era increíble. Había encontrado mi vocación. Entré a trabajar a un grupo de consultorios privados como nutrióloga y consultora de bienestar físico y, en menos de lo esperado, abrí varias clínicas hermosas y exitosas: mi primera clínica de cuidado integral de la salud, en Fort Collins, Colorado; una clínica serena y con ambientación zen en Beverly Hills; otra muy animada en Burbank, junto a los estudios Warner Brothers y Disney, y al centro ecuestre de Los Ángeles; y la más reciente, en Irvine, California, enfocada en el uso de mis productos alimenticios formulados para ayudar a la gente a perder peso con rapidez y de forma permanente.

Nunca publicité mis servicios, sino que el negocio floreció gracias a la recomendación de boca en boca, casi desde un principio. ¿Te preguntas por qué? Por la peculiar forma en la que uso la comida para modelar el cuerpo. Cuando obtienes buenos resultados, las noticias vuelan.

Muchos de mis clientes vienen por recomendación de una red de médicos que me conocen y confían en mi sistema. Muchos de ellos tienen padecimientos crónicos, como diabetes, enfermedad celiaca, trastornos tiroideos, artritis, cardiopatías o problemas hormonales y de fertilidad. Todos necesitan mejorar su estado físico para sanar con mayor eficiencia. Los pacientes con mejor salud y un peso ideal se recuperan más rápido de otros padecimientos. No basta con que digan que se sienten mejor, sino que sus estudios de laboratorio deben demostrar el cambio positivo: sus niveles de colesterol y de azúcar en la sangre deben mejorar, su presión sanguínea debe mejorar, así como también deben ser mejores las cifras que arroja la báscula.

Sin duda, el cambio es positivo, y por eso siguen llegando pacientes. A medida que progresó mi carrera, el negocio comenzó a prosperar, pero, conforme se corrió la voz, más clientes querían tratarse directamente conmigo. Mi sistema siempre ha sido del todo personalizado. Los clientes vienen a verme una vez por semana o cada 15 días, y a medida que progresan, continúo ajustando el plan a sus necesidades. Sin embargo, dada la gran cantidad de clientela, este tipo de servicio personalizado se estaba volviendo difícil de mantener.

Empecé a tener clientes que se trasladaban desde cientos y miles de millas sólo para verme, o que me mandaban sus jets privados para que yo viajara a sus casas. En ocasiones los acompañaba a sus citas con el médico e incluso les cocinaba en sus propias cocinas (de hecho, aún lo hago con algunos clientes). Me encanta ese tipo de contacto personal, por lo que me parecía una lástima no tener varios clones que pudieran hacer lo mismo.

No podía estar en todas partes a la vez, así que mucha gente que con desesperación deseaba consultarme no siempre podía entrar en contacto conmigo. Caí en cuenta de que necesitaba encontrar la forma de estar con ellos y apoyarlos, aunque no fuera en persona. Necesitaba desarrollar un sistema de pérdida de peso rápido, efectivo, significativo y permanente que pudiera entregarle al mundo. Así que junté los conceptos y técnicas que uso con mis clientes en el consultorio para elaborar este libro, y lo hice de tal modo que cualquier persona en cualquier lugar pueda seguir la dieta, la cual funcionará, con rapidez y de forma sorprendente.

Sólo hay una condición en toda esta cuestión de la "extraordinaria pérdida de peso": deberás hacer lo que yo te diga. Durante las próximas cuatro semanas serás mío y tendrás que estar dispuesto a aceptarlo. Si en verdad deseas bajar de peso, tendrás que dejarme tomar el volante. Deberás comprometerte.

La comida puede hacer mucho por ti, pero para eso deberá adquirir un lugar diferente en tu vida durante las próximas semanas. Digamos que usará un sombrero y vestimenta distintos. Es tu herramienta, no una fuente de entretenimiento, ni tampoco tu enemiga. Más bien está a tu servicio, y tú eres su amo. La pondrás a trabajar arduamente a tu favor, y en 28 días sentirás una diferencia abismal.

Me han dicho que puedo ser muy intensa y hasta mandona, pero te diré algo: no seré firme contigo por ocio. No seré una de esas personas que te inspiren a cambiar tu vida a través de guías motivacionales vagas. Yo te mostraré *exactamente cómo lograrlo*. Este libro se trata de emprender acciones, no de exponer teorías. Por fortuna, el plan es sencillo y te alimentará, tanto a nivel físico como emocional. Te dará energía, recibirás muchos halagos y, lo principal, mejorarás tu salud y bienestar.

Puedo ser severa en lo que concierne al plan, pero es por tu bien. Me importas; me importan tu vida y tu salud. Estoy aquí para ayudarte. El compromiso con la dieta del metabolismo acelerado no implica contar calorías, onzas de grasa ni otras cifras engorrosas. Quieres bajar de peso, no hacer operaciones matemáticas, ¿verdad? Lo único que deberás hacer es comer comida buena, deliciosa y real, en el orden específico en el que te lo indique. Dame cuatro semanas y te haré sentir la llamarada del metabolismo acelerado.

SÉ LO QUE SE SIENTE ESTAR EN TU LUGAR

En caso de que todavía estés dudando apostarle toda tu confianza a mi sistema, déjame asegurarte que te entiendo. Sé lo que es tener sobrepeso y estar frustrado y sin motivación, listo para tirar la toalla. Yo misma he estado en esa posición y sé lo que implica luchar contra las emociones e intentar calmarlas a través de la comida. Sé lo que es vivir un divorcio y ser madre soltera. Sé lo difícil que es intentar bajar de peso cuando estás muy estresado. Sé lo que es estar enferma, confundida, perdida.

Pero también sé cómo se siente mejorar, bajar de peso, sanar, recuperar la esperanza y encontrar el camino. Lo he recorrido personalmente. Y también he hecho mi tarea. Me obsesiona saber más, así que cuando mis clientes desean saber el *porqué* de algo, necesito averiguar la respuesta. Durante varios años he estudiado textos de endocrinología, asistido a seminarios médicos especializados, aprendido sobre hormonas, inmunología, alergias alimenticias y medicina tradicional. Si alguno de mis clientes quiere saber qué agua es mejor tomar, asistiré a un seminario sobre agua para darle la información más adecuada. He construido una amplia red de especialistas para sustentar mi trabajo; gente de Brigham y el Hospital de la Mujer, la Clínica Cleveland, la Clínica Holdtorf, el Hospital Pediátrico, la Clínica Mayo, y clínicas en Alemania y México. Ahora bien, no sólo te comparto lo que yo hago, sino lo que la ciencia afirma que es *cierto* y que puede ayudarte.

Un amigo cercano me preguntó alguna vez por qué me salía tanto de los límites de mi profesión clínica. Le contesté, un poco en broma, que por fin había encontrado la vocación que me permitía satisfacer mi obsesión neurótica de saber los "porqués". La verdad es que lo hago por ti, porque me importan tus resultados. Así de sencillo. Me importa mucho la gente. Me intereso profundamente por cada uno de mis clientes, y me aseguro de que haya cambios en su vida. Quiero que todos, incluyéndote, sean personas felices, sanas e íntegras.

Como ves, escribí este libro para ti. Mis lectores también son mis pacientes, y quiero más que nada en el mundo ayudarlos a lograr cambios reales y significativos en su vida. Con este libro, quiero que aprendas de tu propio metabolismo y entiendas las implicaciones que tiene en tu salud lo que haces para recuperar el equilibrio químico e incrementar tu velocidad interna de quema de grasas. Los alimentos tienen distintos efectos en el cuerpo. Algunos crean músculo; otros contribuyen al almacenamiento de grasas o a incrementar los niveles de azúcar en la sangre; unos más proporcionan energía rápida. La dieta del metabolismo acelerado manipula y mejora tu metabolismo con alimentos funcionales específicos, combinados en diferentes fases para evocar cambios fisiológicos precisos en el cuerpo.

Durante cada fase de la dieta del metabolismo acelerado *sentirás* los cambios *evidentes* en tu cuerpo. Al terminarla comprenderás de forma clara y accesible cómo reacciona el cuerpo a los alimentos y cómo se puede nutrir al metabolismo en vez de hacerlo perezoso.

Es una dieta placentera, no de privación. Te dirigiré hacia un nuevo rumbo, para revitalizar tu metabolismo apagado, para que disfrutes de nuevo de la comida y dejes de temerle, o de negártela, o de dividirla en porciones ínfimas en platitos diminutos. Con la dieta del metabolismo acelerado los terribles efectos secundarios de las dietas son inexistentes. ¡No volverás a pasar hambre! Sacudiré tu metabolismo de la forma adecuada para mejorar la proporción entre músculo y grasa, mientras tú disfrutas de una vida más saludable y llena de energía, y te enamoras de nuevo de la comida.

Ésta es la dieta del metabolismo acelerado.

Acompáñame y disfruta el proceso, la comida que viene y tu nuevo cuerpo sin esas libras de más. Será emocionante para ambos. Sigue las reglas y siente cómo se avivan las llamas de la hoguera. No serás el primero. Muchas celebridades, atletas, estrellas de rock y personas con enfermedades crónicas confían en la dieta. Los médicos confían en ella. Así que tú también puedes hacerlo.

Bienvenido a mi consultorio. Toma asiento. Soy tu nueva nutrióloga y sé que dentro de cuatro semanas ocuparás menos espacio en mi oficina.

CAPÍTULO UNO

¿Cómo llegamos aquí?

En estos tiempos se le exige más al cuerpo humano que en cualquier otro momento de la historia. Le pedimos que viva a partir de alimentos que son de la peor calidad posible, gracias a tantos aditivos químicos, conservadores y procesamientos. Nos atiborramos de azúcar y edulcorantes artificiales, productos lácteos llenos de hormonas y alimentos como trigo, maíz y soya que están tan modificados genéticamente que es casi un milagro que podamos digerirlos. Vivimos en un mundo de suelos agotados, aire contaminado y aguas pululantes de sustancias químicas ambientales. Consumimos alimentos y bebidas en contenedores plásticos que liberan todavía más sustancias químicas en su interior. Y, además, vivimos con cantidades abrumadoras y aplastantes de estrés.

Dadas estas circunstancias, no es sorprendente que no te sientas de maravilla. Estás cansado todo el tiempo, te enfermas con demasiada frecuencia o has subido unas cuantas libras (si no es que varias). Diariamente atiendo a clientes que necesitan cambios en su vida; algunos están enfermos y otros todavía no, pero hacia allá van. Todos necesitan perder peso para que su cuerpo funcione mejor, y necesitan cambiar ya. Es urgente. Sienten como si estuvieran perdiendo tiempo valioso, días y horas y minutos valiosos en los que podrían sentirse... en los que *podrías sentirte* animado, saludable, con energía, fuerte y lleno de vida.

Sé que quieres dejar de preocuparte por la comida y la grasa y lo que la báscula te reporta en las mañanas. Tal vez antes lograste perder mucho peso —40, 50, 100 libras o más—, pero ahora lo estás recuperando y te da pánico. Quizá sólo es que estás tan cansado de hacer dietas que esperas, anhelas, que exista una mejor forma de bajar de peso, una que te permita *comer* de nuevo.

Lamento mucho que nunca te hayan explicado *bien* cómo funciona tu cuerpo cuando de comida se trata, y cómo la culpa la tiene tu química corporal, no tú. Lamento también que el estrés te haga sentir que estás inmerso en un círculo del que no puedes escapar, y que sientas ira, tristeza e incluso temor por tu salud y la forma de tu cuerpo. Te mostraré un camino distinto, en el que la comida y el estilo de vida que escojas te darán energía y fuerza, no fatiga, obesidad, enfermedad, desesperación, ni te harán sentir desprecio por ti mismo. Sin embargo, los estudios demuestran que, una vez que has vuelto lento tu metabolismo, no es fácil que la tasa metabólica regrese a la normalidad, incluso después de una dieta normal. Cuando te privas de comida, tu cuerpo se ajusta para subsistir con un número reducido de calorías y hace más lento el metabolismo. Esto quiere decir que, cuando dejas cualquier dieta, es probable que recuperes el peso perdido y más. Tu cuerpo sólo está intentando salvarte de una posible hambruna en el futuro.

Cuando estás sometido a un estrés tremendo, tu cuerpo excreta hormonas de crisis que le indican que debe almacenar grasa y quemar músculo. Además, si estás saturado de sustancias químicas, pesticidas y contaminantes, tu cuerpo crea nuevas células de grasa que almacenan dichas toxinas, para que no te envenenes o enfermes. Y cuando consumes alimentos carentes de nutrientes o llenos de colorantes, saborizantes y edulcorantes artificiales, tu cuerpo hace lo mejor que puede para sobrevivir el embate de estas sustancias extrañas y desacelera el metabolismo para minimizar el daño que sufre el sistema completo. En pocas palabras, el mundo en el que vivimos nos somete al riesgo constante de tener un metabolismo lento.

Pero estamos a punto de cambiar la situación. Es momento de ir más allá de la culpa, las acusaciones y el desprecio propio, y mirar hacia adelante. Éste es el cambio de paradigma que requiere tu cuerpo para crear una nueva versión más saludable de ti mismo. El nuevo tú ve la comida como una herramienta para reparar el daño y recuperar la salud. El nuevo tú *ama* las frutas y las semillas y la proteína y las grasas saludables. El nuevo tú sabe cómo reacciona el cuerpo frente a comidas específicas y a una alimentación estratégica, y además cuenta con los recursos para perder peso y perderlo para siempre.

Encontraremos a ese nuevo tú *ahora mismo*. Requerirá un poco de esfuerzo, pero no será complicado. No te pediré que pases hambre *de nuevo*, pues es probable que eso sea lo que te haya traído hasta aquí en un principio. Así que establezcamos algo: es hora de romper con todo lo anterior. Si la comida fue tu enemiga en el pasado, no volverá a serlo jamás. Daremos un paso hacia el futuro, en el cual la comida es tu medicina. Aun si tienes 10 o 20 libras de sobrepeso, es la medicina que necesitas. Necesitas aprender cómo **sosegar** el estrés, **desbloquear** la grasa y **desatar** tu metabolismo.

No intentarías reparar un televisor o un auto si no entendieras su estructura o funcionamiento, ¿verdad? El mismo principio es aplicable a la maravillosa obra de arte biológica que es tu cuerpo. Así que empecemos por discutir qué es el metabolismo y qué hace. Después abordaremos algunas ideas equivocadas sobre la alimentación y la pérdida de peso que pueden haberte afectado en el pasado.

¿QUÉ ES EL METABOLISMO?

Este libro se trata de la reparación del metabolismo, pero ¿qué es *exactamente* el metabolismo? El metabolismo es un *proceso*, no un objeto. En sí, el proceso metabólico consiste en reacciones químicas que ocurren en las células de todo organismo vivo para asegurar la vida. Es el cambio o la transformación del alimento, ya sea en calor y combustible, o en sustancia (músculo, grasa, sangre, hueso). En todo momento, tu metabolismo está quemando, almacenando o construyendo algo.

Tienes metabolismo por el simple hecho de estar vivo, y la vida requiere energía. Todos la necesitamos para sobrevivir —para respirar, movernos, pensar y reaccionar—, y la única forma de adquirirla es a través del consumo y la metabolización, o transformación, de la comida. ¡Qué profundo! Requerimos combustible y requerimos sustancia. Un metabolismo sano y funcional nos permite tener la cantidad exacta de energía disponible, una cantidad adecuada de energía de reserva lista para ser usada, así como una estructura fuerte y estable (es decir, el cuerpo).

TU HOGUERA INTERNA

Antes de aventurarnos en las tuercas y tornillos de la dieta del metabolismo acelerado, consideremos por qué tu metabolismo puede haberse hecho lento en principio, y por qué se te dificulta perder peso.

Recuerda, el metabolismo es el sistema corporal que se encarga de la energía que adquieres a través de la comida. El metabolismo transporta dicha energía en diferentes direcciones, según lo que comes y lo que haces. Lo maravilloso es que es posible manipularlo, porque la forma en la que comes y te mueves y vives define cuánta de esa comida se almacena como grasa, cuánta se utiliza como energía y cuánta se destina a la formación de estructuras corporales.

Esta forma de manipulación la aprendí al estudiar ciencia animal. La industria zootécnica utiliza este conocimiento sobre energía, almacenamiento y estructura para diseñar ganado con proporciones ideales para servir de alimento y obtener ganancias de miles de millones de dólares.

Sin embargo, el metabolismo también puede meterte en problemas, pues puedes manipularlo involuntariamente y crear un cuerpo que *no deseas*. Las dietas, los alimentos carentes de nutrientes y una vida llena de estrés pueden disminuir la velocidad de tu metabolismo, en vez de acelerarlo. Subir de peso, sentirte agotado y adquirir enfermedades crónicas son mecanismos de defensa que el cuerpo genera como reacción a tus acciones o al medio ambiente, como aquellas ranas que desarrollan una tercera pata por vivir en pantanos contaminados. Tal vez la gordura de tu abdomen o de tus nalgas se debe precisamente al ambiente físico, emocional y bioquímico en el que habitas.

> **DATO DEL METABOLISMO ACELERADO**
> Tu metabolismo refleja lo que haces al crear un cuerpo que puede sobrevivir a las condiciones a las que está sometido.

LOS SECRETOS DE LA T3 Y LA TR3

Uno de los motivos por los cuales hacer dieta tras dieta desacelera el metabolismo es que el cuerpo interpreta la privación de alimento como inanición. La inanición estresa las glándulas suprarrenales, las cuales, a su vez, inducen una cadena de reacciones químicas en el cuerpo que suprimen la producción normal de las hormonas que promueven la quema de grasa (T3) y favorecen una mayor producción de una hormona tiroidea distinta que fomenta el almacenamiento de la grasa (T3 reversa o Tr3). Ésta es una explicación supersimplificada, pero, en síntesis, esta hormona de almacenamiento de grasas, la Tr3, bloquea los receptores hormonales en todo el cuerpo, en particular en el abdomen, los muslos y las nalgas, como un arquero frente a una portería. La hormona que quema las grasas (la T3) no puede anotar el gol y convertir las grasas en combustible.

La Tr3 es una hormona esencial, pues sin ella tendríamos que comer cada dos horas o moriríamos. Las glándulas secretan esta hormona para indicarle al cuerpo que no debe quemar las 500 calorías del desayuno demasiado rápido. El mensaje es algo así: "Cuidado, tal vez eso sea todo lo que tendrás para aguantar el día" o "No te quemes la cena entera, pues quizá no recibamos más alimento hasta las 2:00 p.m. de mañana". Es como si alguien te dijera que sólo tienes cuatro tazas de arroz y dos de frijoles para todo el mes. Te asegurarías de racionar el alimento para sobrevivir, así que no te lo acabarías el primer día. Eso es lo que *ve* la Tr3 cuando estás demasiado estresado y no comes lo suficiente: cuatro tazas de arroz y dos de frijoles.

Cuando el cuerpo produce Tr3 en exceso, comienza a almacenar grasa en vez de quemarla, incluso cuando ya hay bastante grasa a bordo. Como dije antes, la Tr3 es como un arquero frente a los receptores de T3 que para el balón (la T3). Sin embargo, el cerebro detecta este excedente de hormonas tiroideas, sin importar de qué tipo sean, y reduce la producción de todas las hormonas tiroideas. Como consecuencia, el metabolismo baja la velocidad, y entonces comienzas a almacenar *todo* lo que comes como grasa, hasta los alimentos saludables.

La única forma de revertir el proceso es darle un empujón al metabolismo para reactivarlo, y la mejor forma de empezar es deshacerse de las antiguas creencias erróneas sobre la comida que ejercen su peso sobre ti.

Así que refutaremos algunos de los mitos metabólicos que te bloquean el paso, y en el siguiente capítulo discutiremos cuáles son los cinco participantes principales que ajustaremos con la dieta del metabolismo acelerado antes de llegar a la parte deliciosa… ¡la comida!

MITO METABÓLICO 1: SI TAN SÓLO PUDIERA COMER MENOS, POR FIN LOGRARÍA PERDER PESO

Una de las creencias erróneas más comunes que escucho entre los clientes es que, si pudieran comer menos, lograrían perder peso. De hecho, ocurre todo lo contrario. Ya he perdido la cuenta de cuántos de ellos han llegado a decirme que literalmente no consumen más de 1 200 o 1 400 calorías al día. También suelen ser personas que se ejercitan entre cinco y siete veces por semana, y aun así no bajan de peso. Dicen cosas como: "¡Te *juro* que eso es todo lo que como!" o "¡Te *prometo* que no estoy haciendo trampa!", como si fuera a enviarlos a la oficina del director por falsificar su diario de comidas.

Y les creo. ¿Sabes por qué? Porque comer menos en realidad empeora la situación. Cuando el metabolismo es demasiado lento, hasta la *lechuga* se almacena como grasa, y el organismo deja de quemar las grasas. El otro día le explicaba a una paciente que, por las reacciones de su sistema hormonal, hasta los carbohidratos presentes en su preciosa mezcla de lechugas orgánicas estaban siendo utilizados como vehículo para almacenar grasa. Es abrumador e injusto, ¿no lo crees? Hasta los alimentos más saludables pueden provocar esto si tu sistema metabólico requiere reparación.

Esta mujer creía que estaba haciendo las cosas bien al comer tanta lechuga. Sin embargo, después de tantos años de hacer dietas (y consumir productos dietéticos, estresarse demasiado, comer irregularmente y llevar un programa de entrenamiento físico que considero excesivo) había desarrollado resistencia a los carbohidratos, así que cualquier carbohidrato que llegaba a su sistema, hasta los de la lechuga, se transformaba en azúcares y se almacenaba como grasa en lugar de ser metabolizado. ¡Rayos!

También están aquellos que se saltan el desayuno, no comen hasta las 2:00 p.m. y luego consumen 4 500 calorías entre esa hora y el momento de irse a dormir. Por tanto, su cuerpo ya está en modalidad inanición cuando consumen el primer alimento del día. Comen en exceso porque su cuerpo entra en pánico y no pueden parar. Su cuerpo se enfurece porque lo privan de comida durante mucho tiempo, así que son afortunados si sólo consumen esas 4 500 calorías para calmarlo. ¿Por qué el cuerpo reacciona con tanta violencia y desencadena esa necesidad furiosa de comer? Cuando no comes hasta después de mediodía, le estás exigiendo a tu cuerpo que despierte, salga de la cama, se bañe, se vista, piense, conduzca y trabaje todo el día (e incluso se ejercite) sin combustible. A eso le llamo *crueldad*.

¿Qué otra cosa crees que ocurre cuando no le das a tu cuerpo el combustible que le aporta la comida? Hay una razón por la que no te mueres aunque no comas. El cuerpo encuentra alimento a pesar de ti: lo toma de tu tejido muscular. Se ha demostrado que un cuerpo privado de alimento recurrirá primero al músculo para obtener combustible, no a la grasa. Así que, si no alimentas a tu cuerpo, se "comerá" tus músculos para obtener el combustible que requiere para seguir vivo. Es un tanto desagradable y hasta desconcertante saber lo fundamental que es el músculo para la quema de grasas, así como para mantenerte en forma a nivel estructural y permitirte moverte con facilidad y energía a lo largo del día.

DATO DEL METABOLISMO ACELERADO

Privarte de comida tiene efectos catastróficos en tu musculatura. ¿Ubicas esa sensación que tienes cuando te da hambre y no comes? Después de un rato dejas de sentir hambre, ¿verdad? Claro, pero no porque no hayas comido. *Sí* comiste. Lo que pasó es que tu cuerpo recurrió a sus propios tejidos en busca de combustible.

Esto sería una buena noticia si tu cuerpo sólo consumiera la grasa excesiva acumulada en las zonas que no te gustan. Pero, por desgracia, las cosas no funcionan así. En vez de eso, el cuerpo recurre primero al músculo, porque la grasa se almacena para emergencias, así que considera que es una mejor opción alimentarse de su propio tejido muscular. Emparedado de bíceps, ¡qué rico!

Así es. Tu cuerpo cree que es mejor prescindir primero del músculo. Pero sólo está haciendo lo que cree que es mejor para mantenerte vivo. Los resultados, sin embargo, pueden ser devastadores para quien desea perder grasa y desarrollar su musculatura. ¿No crees que sea mejor comerte un tentempié real?

¿Sigues creyendo que vale la pena saltarse alguna comida? ¿Quieres temerle hasta a la lechuga? O, peor aún, ¿quieres que sea lo único que puedas comer por el resto de tu vida?

MITO METABÓLICO 2: SI ME GUSTA DEMASIADO, SEGURO ES MALO PARA MÍ… O PARA MI CINTURA

Históricamente, hacer una dieta consiste en privarse, en limitar las porciones, en prohibirse ciertos tipos de alimentos, y en reducir o modificar los horarios de comida. La mayoría de mis clientes obesos que han hecho dieta tras dieta nunca disfrutan lo que comen. Consumen alimentos blandos y repiten muchos de los mismos platillos aburridos; en muchas ocasiones (sobre todo las comidas "dietéticas"), éstos carecen de los nutrientes que estimulan la producción de las hormonas que nos hacen sentir bien y nos mantienen satisfechos y llenos de vitalidad. No sólo se quedan hambrientos, sino que también se aburren y deprimen. Las dietas pueden ser experiencias que aíslan a la gente.

La vida no es tan divertida sin alimentos deliciosos. Comer de forma restrictiva es soso y ciertamente no es efectivo, pues el sistema natural del cuerpo se altera por completo. Así que otra de las cosas que hará la dieta del metabolismo acelerado es alentarte a usar todos tus sentidos de forma positiva, y así ayudarte a estimular tu metabolismo de nuevo, ser sociable y crear una comunidad en torno a tu nueva forma de comer. El placer es un arma poderosa que estimula la secreción de endorfinas, disminuye los niveles de hormonas de estrés, acelera el metabolismo… ¡y ayuda a quemar grasas!

EL PLACER: ACELERADOR NATURAL DEL METABOLISMO

El estrés provoca que el metabolismo se haga lento, porque el sistema detecta la emergencia y entra en modalidad de almacenamiento de grasas. También incrementa la producción de cortisol y reduce el efecto de la hormona tiroidea en el metabolismo. El placer tiene el efecto contrario. Cuando disfrutas lo que comes, trabajas en colaboración con la naturaleza para acelerar las cosas. Y lo mejor de todo es que no necesitas comer de más.

El placer estimula el metabolismo al detonar la producción de endorfinas en las glándulas suprarrenales. Dichas endorfinas —que actúan como mensajeros dentro del cerebro y nos hacen sentir bien— estimulan la producción de serotonina, una hormona cerebral que mejora el estado de ánimo y que, a su vez, estimula la producción de la hormona tiroidea quemagrasas. ¡Qué increíble reacción en cadena!

El placer desencadena una serie de sucesos que disminuyen los niveles de leptina, la hormona que hace que te dé hambre. Después del sexo, los niveles de leptina son bajos. El mismo efecto puede provocarlo disfrutar la comida. Cuando experimentas placer al comer, te sientes doblemente satisfecho.

Otra cosa poderosa ocurre cuando te liberas del desprecio propio y la culpa, y disfrutas los alimentos: comienzas a cuidarte más. El placer, el gusto y la emoción por la comida se traducen en placer, gusto y emoción por las elecciones que haces en cuanto a la comida y a tu vida en general.

Hace poco, un cliente me envió el siguiente mensaje de texto: "Sentí tanto placer y emoción por el tiramisú que acabo de comer, que mi tiroides se sentirá inspirada a quemarlo por completo. ¡Jajaja! Mañana temprano te aviso cuánto peso".

En mi opinión, vivir de pechugas de pollo asadas y verduras al vapor, *y aun así seguir subiendo de peso*, es una tortura. Si me esfumaré en una llamarada de gloria, será con pay de queso en una mano y helado en la otra. Y podrás comer pay de queso y helado, *si* impulsas a tu metabolismo a quemar las grasas rápido y en caliente.

Si no comes lo suficiente, la prioridad principal de tu cuerpo es conservar la grasa, además de generar más grasa de cualquier cosa que consumes, por medio de la secreción de hormonas especiales de inanición, para enfrentar la emergencia, que bloquean la quema de grasas (la inoportuna Tr3). Cuando te alimentas de comida rica en nutrientes y de forma adecuada, el cuerpo se relaja, considera que la emergencia ha terminado y comienza a quemar la grasa como combustible de nuevo... incluso si se trata de un pay de queso.

Así que tienes dos opciones. La primera, puedes seguir haciendo dieta tras dieta, consumir 1 200 míseras calorías al día y rechazar las invitaciones a parrilladas *por el resto de tu vida*. Pero, si acaso dejas de hacerla, las fuerzas del infierno se desatarán. En un abrir y cerrar de ojos, estarás gordo de nuevo. ¡Zas, el rebote! Lo he visto pasar una y otra vez. La mayoría de mis clientes obesos han perdido muchas libras que luego han recuperado, a veces más de una vez. La segunda opción es reparar tu metabolismo y llevar el estilo de vida del metabolismo acelerado.

EL PERFIL DEL AYUNADOR SERIAL

Emery es una de mis clientes, y es la típica persona obsesionada con las dietas. Da clases en cuarto grado de primaria y, cuando llegó a verme por primera vez, tenía 30 libras de sobrepeso.

Había intentado con todas las dietas: Weight Watchters, Jenny Craig, la dieta Lindora, entre otras. Las conocía a la perfección y se sabía de memoria todas las recomendaciones y trucos. Sin embargo, con el paso de los años, estos trucos dejaron de funcionarle para perder peso. Seguía una dieta baja en calorías, pero la había llevado al extremo de la privación y ya no le daba placer alguno la comida. Lo peor de todo es que había suprimido su metabolismo al punto de que ya no lograba perder peso. Casi a diario comía pechugas de pollo hervidas sin piel y brócoli; no consumía más de 1 200 calorías por día. Jamás consumía tentempiés. Aun así, tenía bastantes libras de más, y la báscula no le daba tregua.

Una vez que tomó asiento, le dije que debía seguir mi plan de cuatro semanas, en el que comería cinco veces al día los alimentos especificados en el orden indicado.

Cuando vio el mapa de comidas que le diseñé, abrió los ojos como platos y me miró aterrada. "Si como todo esto, subiré 20 libras en cuatro semanas. No hay forma de que coma tanto."

Le dije que, si subía 20 libras, yo iría personalmente a su casa a diario a cocinarle, empacarle los alimentos y guardarlos en el refrigerador. Estuvo de acuerdo. De cualquier forma, salía ganando. Emery ha logrado bajar 26 libras, y aún no puede creerlo. La última vez que nos vimos me dijo: "Es una locura. No sé qué ocurrió, pero es increíble".

Yo sí lo sé. Emery permitió que la comida trabajara a su favor, no en su contra.

Dicho de otro modo, privarse (hacer dieta tras dieta) es malo y *comer es bueno*. Recuerdas qué se siente comer, ¿verdad? ¿Recuerdas lo que es comer sin culpas? ¿Te suena? Es importante que lo tengas siempre en mente. Ahora, repite conmigo: *comer es bueno.*

Comer. Es. Bueno.

MITO METABÓLICO 3: PERDER PESO SÓLO ES COSA DE SUMAR Y RESTAR CALORÍAS

Si eres de esas personas que se han privado y han pasado hambre por años, tal vez sigas dudando que comer sea bueno… pero te tengo otra buena noticia.

Las calorías son una gran mentira.

Cuando se lo digo a mis clientes, suelen responderme: "¿Cómo puedes ser nutrióloga y no creer en las calorías?"

De hecho, es probable que mi negocio sea tan próspero precisamente porque *no* creo en esta anticuada ecuación para perder peso. Cuando afirmo que no creo en las calorías, mis clientes reaccionan con incredulidad, pero al poco tiempo los convenzo. Una vez que saben que la culpa de sus problemas no la tienen ellas, descubren que ya no necesitan seguir contándolas (pues no son reales) y sienten como si los acabaran de liberar de una prisión. ¿A qué obsesivo de las dietas no le encantaría vivir en un mundo en el que no existieran las calorías? Pues, ¿adivina qué? *Vives* en ese mundo. Quizá pienses que estoy loca, o incluso te enoje que lo diga (no serías el primero), pero es cierto. Preferiría creer que Santa Claus y el conejo de Pascua salen a correr todas las mañanas durante el verano antes que creer que una pechuga de pollo, un pastelillo o un sándwich de atún tienen, digamos, unas 200 calorías. Es como afirmar que tanto un fisicoculturista como mi madre de 92 años gastarían la misma cantidad de energía al levantar una pesa de 40 libras.

Claro que no. Es ridículo, como también lo es la idea de que una taza de palomitas naturales tiene 55 calorías y dos rebanadas de pizza de pepperoni tienen 420 calorías.

Considero que una de las creencias erróneas más generalizadas hoy en día es la idea de que perder peso es sólo cuestión de sumar y restar calorías. Suena lógico, pero es falso. La teoría de calorías más/calorías menos es una supersimplificación de la forma en la que el cuerpo aprovecha la energía. Además, en mi opinión, también es una herramienta mercadológica maliciosa que se ha utilizado para defender alimentos poco saludables y hasta dañinos.

Una caloría, en términos de la industria alimentaria y de las dietas, es en realidad una libracaloría (kcal), o 1 000 calorías, como la concibe la química. (En nutrición la llamamos caloría porque ésa es la convención.) Una caloría es la cantidad de energía que se requiere para incrementar 1°C la temperatura de un kilogramo de agua, cuando la comida está sellada y se incinera dentro de un contenedor rodeado de agua.

Ni en la escuela ni en la práctica clínica he podido aceptar la idea de contar calorías como si se tratara de diminutas esferas o moléculas que conforman la comida, pues no lo son. Una caloría no es un objeto. ¿Qué tiene que ver la comida sellada en un contenedor, rodeada de agua e incinerada con tu cuerpo y contigo? Nada.

Las calorías no son más que energía. En el caso de comida que no ha sido incinerada (o digerida) aún, es energía potencial. Fuera del laboratorio, esta energía potencial, o "caloría", tiene poco que ver con el experimento de incineración de comida. En el mundo real, las "calorías" están sujetas a millones de variables —pues el cuerpo y la configuración bioquímica de cada individuo son distintos—, así que no serán lo mismo para ti que para otras personas. Lo que en verdad importa, más allá del número de "calorías" que en teoría consumes o no, es cómo procesas los alimentos o, dicho de otro modo, distribuyes la energía, una vez que está en tu organismo.

En el mundo real, en un cuerpo humano auténtico, la así llamada "caloría" no es más que energía en potencia, así que un individuo es potencialmente propenso a engordar consumiendo sólo 1 400 calorías al día, como también lo es si consume 2 400 calorías. Todo depende de lo que el cuerpo haga con la energía en potencia que recibe. Si la quema como combustible, ¡pum! Utiliza y agota las calorías. Si las almacena como grasa, se quedan ahí, en las caderas, las nalgas o el abdomen, en espera de que las utilicen. La noción de que 200 calorías son lo mismo para ti que para mí es absurda. ¿Por qué entonces seguimos pensando así? Es confuso, deprimente, y me enfurece.

El cuerpo humano es una combinación compleja de procesos químicos relacionados entre sí. Cada uno de ellos puede afectar lo que ocurre con los alimentos que comes y la energía que consumes, y cómo esto se vincula con las fibras musculares que pierdes o ganas, y con las células de grasa que acumulas o descartas.

Piénsalo así: imagina que necesitas mover un auto. Es algo muy pesado y difícil de empujar. Si te doy la llave o te digo dónde contratar una grúa, es fácil moverlo. Si no tienes la llave ni una grúa, y además el freno de mano está puesto, ¡ya perdiste! Ese auto no irá a ningún lado.

Quemar "calorías" es parecido. Digamos que necesitas quemar esas supuestas 100 calorías. Si tu metabolismo es disfuncional, es como si no tuvieras la llave ni una grúa. Va a ser dificilísimo quemarlas, como lo sería empujar el auto cuesta arriba con el freno de mano puesto. No me quedaría más que desearte suerte.

Sin embargo, si tienes la llave, que en este caso es un metabolismo rápido alimentado por comida rica en nutrientes, quemar esas 100 calorías casi no requiere esfuerzo alguno. Basta con meter la llave y conducir. No significa que alguien con metabolismo rápido puede consumir 8 000 calorías al día (a menos que sea un nadador y medallista olímpico), sino que tu cuerpo estará preparado si acaso un día comes demasiadas calorías. Es importante avivar el fuego de tu metabolismo con frecuencia, por si acaso se te atraviesa un helado de chocolate en el camino.

TU VELOCIDAD DE COMBUSTIÓN

Lo que en realidad determina lo que ocurre en tu cuerpo cuando comes no son las calorías, sino tu *velocidad de combustión* o metabolismo. Como ya he afirmado, el metabolismo determina lo que haces con lo que comes, ya sea que lo quemes, lo utilices para desarrollar la estructura del cuerpo, lo almacenes en el hígado como glucógeno y lo uses como combustible rápido, o lo empaquetes como grasa en los bolsillos de tu cuerpo (ya sabes cuáles: las nalgas, los muslos, la cadera y el abdomen).

Distintos factores afectan tu velocidad de combustión, la cual no tiene nada que ver con el número de calorías de la comida que eliges. ¿Se te fracturó una pierna y tu cuerpo requiere energía para repararse? ¿Dormiste bien anoche? ¿Hace cuatro días que estás estreñido? ¿Estás deshidratado? ¿Te has levantado de ese escritorio en las últimas siete horas? Todas estas condiciones intervienen en tu uso de las calorías, aunque también es relevante el tipo de alimentos y su densidad de nutrientes, cuándo y cómo los comes, así como tus niveles de estrés y actividad física, y la composición actual de tu cuerpo o correlación entre músculo y grasa. No hay forma de limitar la velocidad de combustión a un solo dato.

> **DATO DEL METABOLISMO ACELERADO**
> Las calorías huecas crean promesas huecas y no benefician en nada a tu metabolismo. Las calorías llenas de nutrientes, por el contrario, lo estimulan. No te preocupes por las calorías. Mejor examina los contenidos de la comida que eliges.

MITO METABÓLICO 4: LOS POSTRES ENGORDAN

No culpes al pobre y delicioso chocolate, al helado, al pastel de cumpleaños o a las galletas con chispas de chocolate por tu metabolismo estancado. ¡Los postres son motivo de celebración! Cuando nuestro metabolismo es rápido y los comemos de vez en cuando, no sentimos culpa. Si nuestro metabolismo es lento, ese delicioso postre se quedará en nuestro cuerpo, como todo lo demás que comamos. Agrégale culpa a la receta para incrementar la respuesta por estrés y la liberación de hormonas de almacenamiento de grasa, y empeorarás las cosas. Me gusta decirles a mis clientes que la culpa engorda tanto como una bolsa de chicharrones. Si en verdad deseas comerte un postre, hazlo con convicción y orgullo, y disfrútalo al máximo. Lo más importante: no te estreses. Si no eres capaz de evitar la culpa, no te lo comas. No vale la pena.

VERDAD METABÓLICA 1: PARA PERDER PESO NECESITAS HACER LAS PACES CON LA COMIDA

Otra de las cosas que deseo que tengas en mente, incluso antes de iniciar el plan, es que, si deseas reparar tu metabolismo y revertir la cascada de sucesos bioquímicos provocados por el estrés y la obsesión con las dietas que lo han hecho lento, deberás hacer un cambio fundamental: reconciliarte con la comida. Tu metabolismo lo necesita y lo desea, pues así es como se supone que debe funcionar tu cuerpo. Así que quiero que recuerdes todo el tiempo cómo debería reaccionar tu cuerpo a la comida.

Cada vez que ingieres alimentos se desata una serie de reacciones bioquímicas. El cuerpo las memoriza, de modo que cuando hueles, tocas o ves algún alimento, el cuerpo responde de manera específica, aprendida, y desata las reacciones incluso antes de que pruebes bocado. Quienes hacen dieta tras dieta intentan desvincularse de la comida, y desarrollan una relación tan negativa con ella que pierden noción absoluta de lo que se sentiría que dicha relación fuera positiva. A mí me gusta pensar que es la relación romántica por excelencia, pues puede ser caliente y húmeda, picante y cremosa, melosa y pegajosa, además de muy variada. También encarna el auténtico significado de "hasta que la muerte nos separe", pues sin comida no podríamos vivir. Pero, sin comida saludable, es imposible llevar una vida saludable.

El primer pensamiento de muchos obsesivos de las dietas cuando ven o huelen o prueban algo delicioso es: "¡No!" o "¡Maldita culpa!" Así no es como se supone que debe reaccionar nuestro cuerpo a la comida.

Imagina que vas a una cena por alguna festividad en la que importa mucho la comida, como Navidad o Acción de Gracias, o a tu restaurante favorito. ¿Qué harías? Si te obsesionan las dietas, es probable que sientas ansiedad. *¡Ay, no! ¿Cómo enfrento esta situación? ¿Me salto la entrada si todos los demás la están comiendo? Puedo tomar un trago, pero no comer postre, o tal vez comer tres cucharadas de postre y evitar el alcohol. Debo descifrar cómo aguantar la noche sin comer carbohidratos.* Y, la peor parte: *No comeré durante el día para poder disfrutar la cena.*

¿Cómo vas a divertirte en estos eventos si te domina el estrés? No sólo no vas a disfrutar cabalmente algunos de los mejores momentos de tu vida, sino que además el estrés te hará almacenar más grasa. Harás que tu cuerpo entre en modalidad inanición y luego, cuando llegues a la cena o festejo, comerás en exceso, y tu cuerpo agarrará con desesperación todas esas calorías y las convertirá en grasa al instante. Tu intención era buena. Hiciste lo que cualquiera que estuviera a dieta haría. Sin embargo, esto es lo peor que puedes hacer, a menos que lo que quieras sea almacenar grasa. Apuesto a que no es así, ¿verdad?

Es momento de revertir esta reacción. Si te invitan a algún festejo divertido, es mucho más saludable para el metabolismo pensar algo como: *¡Genial! Me invitaron a la fiesta del año*, o *Amo la cena de Acción de Gracias*, o *¡Estoy emocionado de ir a mi restaurante favorito!* Luego, debes comer antes del evento, a lo largo del día, para que el metabolismo esté despierto. (Más adelante te diré paso a paso cómo hacerlo.)

Comer de forma adecuada antes de un suceso significativo y tener una actitud positiva al respecto mantendrá a las hormonas de estrés a raya. En vez de emitir la alerta roja que provocará el almacenaje de cada molécula de grasa, el cuerpo pensará: "¡Cielos! ¡Enciendan motores! ¡A movernos!" De este modo, el metabolismo irá a toda velocidad, y estarás en la mejor posición para quemar cualquier exceso que hayas decidido permitirte en esta circunstancia especial. Además, vale la pena resaltar que es más probable que te diviertas y lo disfrutes, sin siquiera atiborrarte de comida. Estarás más relajado, contento, y experimentarás placer y una sensación de control cuando comas. ¡Todos ganan! (En el capítulo diez, "Vivir con un metabolismo acelerado", te daré otras estrategias para enfrentarte a estas invitaciones a eventos especiales.)

Esta forma de pensar es revolucionaria, como también lo será tu nuevo estilo de vida, y te encantará. Repara tu metabolismo, y, mejor aún, hazlo *comiendo alimentos increíbles*, y jamás tendrás que volver a preocuparte por las calorías, la culpa, los eventos especiales o cualquier otra cosa relativa a la comida. Durante las siguientes cuatro semanas mira hacia el frente, toma el volante y deja que el plan dirija tu cuerpo hacia el camino del bienestar.

EL PERFIL DEL AMO DE LAS DIETAS DESESPERADO

Tuve un cliente, a quien llamaré Jack, que era muy alto y tenía unas 100 libras de sobrepeso. Deseaba empezar mi programa y hacerlo dos veces durante dos meses. Estaba desesperado por bajar de peso porque su seguro no le cubriría una cirugía de rodilla si no bajaba al menos 40 libras. En esos tiempos, estaba en extremo ocupado y bajo demasiada presión. Le dije: "Jack, toma la oportunidad y come precisamente lo que te indico. El plan es sencillo. Mira al frente, no hacia atrás, y hazlo. Atraviesa esta etapa de mucha presión laboral y veamos qué ocurre cuando estés del otro lado".

Dos meses después, Jack miró hacia atrás. Había perdido casi 55 libras. Estaba furioso: "Esto debía ser riguroso. Se suponía que tendría hambre. ¿Por qué no pasó antes? ¿Qué me ocurrió?"

Con una agenda tan saturada y la necesidad apremiante de someterse a la cirugía, ni siquiera se había dado el tiempo de reflexionar sobre el programa. Le enfurecía que nunca le hubieran dado la opción de sanar su metabolismo y detonar la quema de grasas desde el interior. Estaba enojado porque durante muchos años había tenido una relación muy negativa con la comida. Antes de llegar a mi consultorio, Jack había pasado años torturándose con dietas extremas y pasando hambre, y el resultado habían sido todas esas libras de más. En la actualidad, está en su peso ideal, le arreglaron la rodilla y hace carreras en el lodo y desafíos atléticos fuera de lo común. Aún a veces expresa frustración porque su metabolismo fue lento durante tantos años y había una opción real que tardó en descubrir: la del metabolismo acelerado.

Esto me ocurre con frecuencia, y por eso me da gusto, aunque también a veces tristeza, desempeñar mi profesión todos los días.

Enamórate de la comida de nuevo y deja que ella te nutra, apoye y guíe a través del portal hacia el nuevo paradigma de la alimentación.

VERDAD METABÓLICA 2: LA COMIDA ES ALGO QUE ALGUNA VEZ ESTUVO VIVO Y VIENE DE LA TIERRA, EL CIELO O EL MAR

Para que algo pueda ser considerado alimento, en mis términos, tiene que ser real. Es decir, manzanas, naranjas, aguacate, pollo, camote, cerdo, camarones, almendras, mango... Las sustancias químicas, los edulcorantes y colorantes artificiales, los bloqueadores de grasa, los conservadores, los pesticidas, los solventes de pintura, los líquidos para limpiar el horno, los herbicidas y los insecticidas NO cuentan como alimentos.

¿Alguna vez te ha dado curiosidad averiguar los usos de algunas de las sustancias químicas que suelen encontrarse en nuestros "alimentos"?, ¿y qué son exactamente el amarillo #5 o el azul #6? ¿Qué función cumplen el aluminio, el benzoato de sodio, la quinolona, la carmoisina y la tartrazina 19140 en nuestro cuerpo? El otro día leí un empaque, y el segundo ingrediente era amarillo anaranjado FCF15985 (E110). No estaba segura de si debía hornear, asar o freír el "amarillo", así que decidí no incluirlo en la cena.

Muchas de estas sustancias están diseñadas para agregarle color a la pintura o eliminar manchas de las alfombras, para construir barcos y chalecos antibalas. ¡No son comida! Por lo tanto, no deberíamos consumirlos.

Si quieres, úsalos para decorar tu casa y construirte un búnker, pero no te los metas a la boca. La Sociedad Médica Estadounidense ha acuñado un término para estas sustancias químicas industriales que están presentes en los alimentos: *obesogénicos*.

Estos productos obesogénicos alteran el equilibrio hormonal normal e inhiben la metabolización de los lípidos (grasas). ¡Los obesogénicos engordan! Por desgracia, irónicamente la mayoría de los alimentos "de dieta" prefabricados están saturados de estas sustancias.

Deja de consumirlas. Si aún sientes la necesidad de preguntar por qué y no te preocupa que la acumulación de estas toxinas llegue incluso a matarte, te daré otro dato para saborear.

DATO DEL METABOLISMO ACELERADO

El hígado se encarga tanto de descomponer las sustancias químicas como de metabolizar la grasa de los alimentos, de tus nalgas y del colesterol. ¿Qué prefieres? ¿Que tu hígado se la pase todo el día descomponiendo las sustancias químicas que consumes bajo el engaño de que se trata de comida?, ¿o quemando la grasa de tus nalgas, abdomen, cuello y muslos?

EL RETRATO DE UNA MADRE QUE NO COMÍA COMIDA

Conocí a Debi porque un programa de televisión estaba realizando un segmento en el que querían que remodelara el cuerpo de alguien. Debi es una típica madre estadounidense, que trabaja como asistente de educación especial y cuyo esposo es sargento del departamento de policía local. Tienen un hijo con necesidades especiales y siempre están estresados. Además de esto, Debi llevaba años intentando bajar de peso. Había gastado miles de dólares en planes de dieta, pero, dado que su metabolismo se había estancado, se mataba de hambre y aun así bajar una libra era todo un milagro.

No pude evitar sentir compasión por ella, pues era una persona hermosa y cálida que no lograba entender por qué no podía estar sana. Estaba exhausta, agotada. Lo más preocupante es que tenía alto el colesterol y un historial familiar de enfermedades cardiacas. Cuando la conocí, no tenía idea de qué clase de cosas debía cocinar o comer, ni del tipo de alimentos que eran benéficos para ella. Subsistía a base de productos libres de grasa y de azúcar, y de tentempiés con no más de 100 calorías, pero saturados de conservadores. Cuando le mostré mis recetas, me dijo: "Pero ¿acaso los frijoles no engordan? Y hace años que no me como un mango. Y la mantequilla de almendras tiene 200 calorías por cucharada, ¿cierto?"

Su organismo había pagado un precio muy alto por todos esos años de hacer dietas a base de productos químicos *light* disfrazados como comida. Debía tomar medicamentos para el colesterol (y su hígado, que debía descomponer el colesterol, estaba demasiado ocupado metabolizando las sustancias químicas que Debi consumía) y temía que le diera un infarto que dejara a sus hijos sin madre. ¿Acaso no todas las madres compartimos ese temor en secreto?

Debi empezó la dieta del metabolismo acelerado, y tan sólo 14 días después comía abundantemente y había bajado 14 libras. Además, se veía 10 años más joven, y su doctor le quitó el medicamento para el colesterol. ¡En sólo dos semanas!

La comida real está llena de nutrientes y de fibra, y el cuerpo es capaz de aprovechar todos sus componentes. Si te alimentas de ella, tu organismo no necesitará filtrar las sustancias químicas, los conservadores no bloquearán la absorción de nutrientes y los aditivos no realizarán extraños experimentos científicos en tu interior.

Como nutrióloga, todos los días recibo llamadas telefónicas, mensajes de texto y correos electrónicos en los que me preguntan si está bien comer esto o aquello. Para ser honesta, casi siempre contesto que sí, si se trata de comida real. Sin embargo, como tu nutrióloga, nunca me escucharás fomentar el consumo de obesogénicos.

Así que apeguémonos a lo real y reparemos tu metabolismo.

CAPÍTULO DOS

Los cinco participantes principales y por qué son esenciales para reparar el metabolismo

He tomado muchos cursos en el ámbito de la salud holística, en el que muchos de mis colegas disfrutan de discutir sobre la conexión entre mente, cuerpo y espíritu. Afirman que no se puede ser una persona íntegra sin la incorporación de estos tres componentes. Supongo que es una idea sensata y estoy de acuerdo con ella, en teoría, pero tampoco estoy del todo segura de qué significa ni cómo funciona.

Mi formación universitaria en ciencias agrícolas se hizo presente de nuevo y me permitió formular mi propia versión de este concepto. En lugar de mente, cuerpo y espíritu, prefiero hablar de cerebro, carne y hormonas. Sin duda, no es una triada tan bonita y parece mucho más erudita pero, en mi opinión, tiene más sentido.

En primer lugar, el cerebro —o la mente— es esencial para el bienestar físico. ¿Cómo concibes los alimentos? ¿Cómo decides crear una relación sana con la comida? ¿Qué decisiones tomas de manera consciente sobre tu salud? ¿Cómo manejas el estrés? Como te dije en el capítulo anterior, necesitas tener la cabeza bien puesta si estás dispuesto a cambiar tu vida, tu relación con la comida y tu paradigma sobre la salud.

Después viene la carne, el armazón. Necesitas una estructura fuerte para desarrollarte: huesos densos, músculos fuertes, sangre limpia y piel elástica. Deberás actuar para preservar y potenciar tu físico si quieres sentirte sano y fuerte, así como quemar, procesar o almacenar la energía de acuerdo con las necesidades actuales de tu armazón.

Por último, las hormonas son como el espíritu: no las vemos, pero tienen un efecto impresionante en todo lo que hacemos, lo que sentimos y lo que somos. La secreción de hormonas pone en movimiento todo dentro del cuerpo. Son las responsables de que tu corazón lata, y determinan el almacenaje y la liberación de energía en el organismo. Además, el equilibrio hormonal adecuado desempeña un papel fundamental en la obtención de un metabolismo acelerado.

Otra característica peculiar de las hormonas es la manera en que reaccionan ante el medio ambiente en el que te desenvuelves. Por ejemplo, si conoces a un hombre muy guapo o a una mujer hermosa, tu corazón agarrará buen ritmo, pero, si conoces a un tipo aterrador o a una mujer gritona, irá a mil por hora como si intentara escapar por tu garganta. Se trata de interacciones hormonales que le indican al cerebro la percepción de una idea y provocan reacciones fisiológicas o corporales. Queremos, entonces, controlar algunas de las interacciones hormonales que afectan tu salud y tu peso, de modo que tu cuerpo trabaje de forma óptima.

Para tener bienestar físico necesitas que los tres componentes —cerebro, carne y hormonas— funcionen en perfecta armonía.

En el capítulo anterior mencionamos el cambio de mentalidad para repensar tu enfoque sobre la comida. Ahora veamos las otras dos partes: el cuerpo y las hormonas. Sabes lo que piensas, pero tal vez no cómo funciona tu hígado, lo que la tiroides hace o si tus hormonas están equilibradas. ¡Es hora de averiguarlo!

Tu cuerpo es como una casa —como un templo, dirían algunos—, así que deberías saber qué ocurre dentro de tan preciada estructura, en particular en términos de cómo eso se vincula con lo que sí puedes hacer para mejorar tu salud y obtener un metabolismo acelerado. Comenzaremos por conocer a los cinco participantes principales.

LOS CINCO PARTICIPANTES PRINCIPALES

1. Tu hígado
2. Tus glándulas suprarrenales
3. Tu tiroides
4. Tu glándula pituitaria
5. Tu sustancia corporal: la grasa blanca, la grasa parda y el músculo

LOS CINCO PARTICIPANTES PRINCIPALES EN TU CUERPO

Ha llegado el momento de describir de forma más específica lo que ocurre dentro de tu organismo cuando tu metabolismo es lento. No te preocupes; no es una clase de anatomía. Ya hay muchos libros de texto sobre el tema. Sin embargo, a lo largo de este texto diré cosas como: "es alimento para el hígado", o "esto lo hacemos para ayudar a las glándulas suprarrenales", o "imagina todos los receptores de T3 que se estimulan cuando comes esto". Además, quiero que entiendas de lo que estoy hablando, así que te pido un poco de paciencia mientras te revelo fragmentos de mi parte *nerd*.

Es importante que sepas lo que tu cuerpo hace, para que juntos arreglemos lo que no funciona en tu organismo y lo que no le sirve. Si me acompañas y desempeñas un papel activo en este proceso entenderás mucho mejor tu cuerpo cuando termines tanto este capítulo como el libro entero. Además, te daré todas las herramientas que necesitas para desarrollar un cuerpo saludable, esbelto y completamente funcional. Es lo que la naturaleza tiene pensado para ti.

Tu hígado

El hígado es vital y esencial para mantenerlos a ti y a todos tus sistemas corporales en marcha. Más de 600 funciones metabólicas conocidas ocurren a través del hígado, además de que éste activa o biotransforma prácticamente cualquier nutriente, hormona o sustancia química en el organismo. Es tu caballo de batalla, y sin él morirías en la guerra.

El hígado produce bilis, una sustancia con nombre asqueroso pero poderosa que descompone las grasas (así como los nitritos y nitratos presentes en el tocino y los embutidos que tanto te gustan). Las hormonas son secretadas por glándulas distribuidas en todo el cuerpo, pero es el hígado quien las descompone y las activa para que trabajen a tu favor. Es quien enciende el interruptor cuando instalas la bombilla.

Además, el hígado influye en el balance de electrolitos, la inflamación, la deshidratación, la hinchazón y la cantidad de agua en tu cuerpo. También actúa como filtro de la sangre que recorre el tracto digestivo, convierte las vitaminas B en coenzimas y metaboliza nutrientes como las proteínas, las grasas y los carbohidratos.

El hígado también produce carnitina, la cual guía a las grasas hasta las mitocondrias, que son los diminutos centros de energía, o conversores de grasa, de tu cuerpo. Los niveles de carnitina en el organismo determinan cuánta grasa puede ser transportada e incinerada. *Esta simple relación entre el hígado y las mitocondrias puede influir hasta en 90% de tu quema de grasas, determinando tu velocidad metabólica.* Mientras más rápido y más eficientemente produzca carnitina tu hígado, más acelerado y eficiente será tu metabolismo.

Lo que consumes debe alimentar a tu hígado, no agravarlo. Si no lo nutres de forma apropiada y con frecuencia para estimular la mayor eficiencia en su funcionamiento, el resto del sistema se ve afectado. Ya que el hígado tiene una relación tan estrecha con el metabolismo, es uno de los órganos más importantes que nutriremos con la dieta del metabolismo acelerado.

Tus glándulas suprarrenales

Las suprarrenales son pequeñas glándulas localizadas justo arriba de los riñones, en la espalda baja, las cuales secretan hormonas que regulan la reacción del organismo a todo tipo de estrés: físico, emocional, ambiental y mental. Ellas son responsables de las hormonas que le permiten al cuerpo adaptarse a los cambios, sea de manera funcional o disfuncional. Dichas hormonas determinan cómo accedes al combustible en tu interior y lo que haces con el combustible o la comida que consumes. ¿La almacenas como grasa o la quemas como energía?

Digamos que debes desvelarte toda la noche haciendo las correcciones de tu libro para enviárselo a tu editor. ¿Continúas alimentándote cada tres horas, dándole combustible a tu cuerpo, hormonas y cerebro?, ¿o no tomas alimento después de las seis de la tarde? Eso es lo que por lo regular harías, aunque no vayas a dormir. La respuesta es: cuando estás despierto trabajando, debes seguir comiendo. De otro modo, dejas al cuerpo sin combustible, y le haces creer que lo estás matando de hambre. Antes de que te des cuenta, el metabolismo comenzará a ir más lento.

Algunas de las hormonas específicas para el metabolismo que liberan las glándulas suprarrenales son: cortisol, adrenalina, aldosterona y epinefrina. Su producción responde a las situaciones estresantes o a las placenteras. Las primeras pueden ser tan graves como un accidente automovilístico o tan mínimas como saltarse una comida. Las suprarrenales responden tanto al estrés agudo del accidente como al estrés crónico de una mala relación, un ambiente laboral desagradable o una situación familiar apremiante.

La secreción de estas hormonas de estrés regula la liberación de glucosa o azúcar de las células musculares y hepáticas, ya sea para estimular o disminuir la velocidad metabólica del cuerpo. Es decir que este proceso depende de los nutrientes o de los alimentos que consumes o evitas consumir. Cuando experimentas estrés, el excedente de hormonas producido estará influido por lo que has estado comiendo. Si nutres tu cuerpo durante las situaciones de tensión con alimentos adecuados, no acumularás tanta grasa como la que quemes.

En pocas palabras, el estrés extrae los nutrientes de partes del cuerpo que no deseas, como el músculo. Si llevas una dieta saludable y rica en nutrientes, tu cuerpo no necesitará recurrir a sí mismo y podrás manejar el estrés. Si, por el contrario, no comes lo suficiente o no te alimentas de forma adecuada, el metabolismo se hará lento debido a una serie de reacciones químicas complejas. Consume alimentos adecuados en los momentos apropiados, y así alimentarás a las glándulas suprarrenales, de modo que puedan sobrevivir al estrés sin afectar el metabolismo.

El agotamiento de las suprarrenales ocurre cuando el cuerpo se somete a cantidades significativas de estrés durante mucho tiempo. Se debe a que el cuerpo ha estado secretando crónicamente hormonas de estrés que debían ser guardadas en caso de situaciones de crisis repentinas. ¿Ubicas ese arrebato que sientes cuando te sobresaltas o asustas? Es el excedente de hormonas. Considero que dichas hormonas que te inspiran a enfrentar la situación o huir de ella son sagradas y deben guardarse para las verdaderas emergencias. Sin embargo, muchos de nosotros vivimos y sobrevivimos gracias a la energía que nos dan, día tras día. ¡No estamos diseñados para funcionar así! Cuando el exceso de hormonas de estrés es constante, el cuerpo se mantiene en estado de crisis. En estas circunstancias, las hormonas disminuyen el consumo de combustible, pues el cuerpo no le ve fin a tan agotadora exigencia. El agotamiento de las suprarrenales es un problema cada vez más común entre mis clientes. Las cosas empeoran por culpa de la mala calidad de los alimentos y el incremento de las sustancias químicas ambientales. Por eso es tan importante que consumas tantos alimentos limpios (u orgánicos) como sea posible. Tus glándulas suprarrenales te lo agradecerán.

Cuida tus suprarrenales y aliviánalas con esta dieta y un buen manejo del estrés.

LA HORA DE LOS *NERDS*

Veamos más de cerca lo que ocurre exactamente cuando tu cuerpo percibe el estrés. En primer lugar, el hipotálamo (una glándula del tamaño de una almendra que está en el cerebro) estimula a la pituitaria (otra glándula, del tamaño de un chícharo, que está en la base del cráneo) para que secrete una hormona llamada ACTH (o adenocorticotropa). La ACTH estimula a las suprarrenales (aquellas chiquitinas que están en la espalda baja, justo encima de tus riñones) para que produzcan cortisol. ¿No te has perdido aún? Bien, pues el cortisol, a su vez, estimula al hipotálamo —una parte del cerebro— para que le indique a la pituitaria —otra parte del cerebro— que disminuya la producción de la hormona estimulante de la tiroides (o tirotropina).

La tirotropina disminuye la producción de otras hormonas tiroideas T3 que queman grasas, lo cual provoca la secreción excesiva de hormonas Tr3 que fomentan el almacenaje de las grasas y hacen más lento el metabolismo. A falta de una alimentación apropiada, todo este proceso provoca que las suprarrenales estimulen la aldosterona, otra hormona, para que descomponga el músculo y obtenga combustible de él (en forma de glucosa almacenada como glicógeno), y que luego, junto con la Tr3, convierta la glucosa en grasa, sin darle tregua, para ser almacenada. ¡Malas noticias para ti y tus intentos de perder peso y sentirte bien!

Si cuentas con un buen suministro de aminoácidos (como taurina) derivados de las proteínas, minerales como yodo, azúcares complejos y una función enzimática saludable en el hígado (la cual depende de los nutrientes tomados de la comida), entonces, en vez de canibalizar tu músculo en busca de combustible para la crisis, puedes mantener una respuesta saludable de secreción de cortisol. Esto provocará que la T4 se convierta en la hormona quemagrasas, biológicamente activa y metabólicamente agresiva que es la T3, y no en la inoportuna

Tr3 que causa tantos problemas cuando se produce en exceso. Tu cuerpo aprenderá a reaccionar como una máquina luchadora esbelta y poderosa, y no como una maraña confusa de pánico y almacenamiento de grasa.

Tu tiroides

¡La tiroides es la *rockstar* de tu metabolismo! Es una glándula con forma de mariposa localizada en el centro de la garganta, y, aunque parezca que estoy mezclando las metáforas, diríamos que es la calefacción de tu cuerpo. La glándula pituitaria (la cual está en el cerebro y cuya función describiremos más adelante) es como el termostato, el cual es controlado por el hipotálamo. Pero decíamos que la tiroides es la calefacción, y las hormonas que ésta produce, la T3 y la T4, son el calor. Cuando aumenta demasiado la temperatura, es necesario bajar el termostato; cuando hace demasiado frío, el termostato se pone al máximo. Si alguno de estos tres mecanismos no funciona como debería, la temperatura del cuerpo —reflejo directo del metabolismo o de la velocidad a la que el cuerpo consume energía— se disparará. La casa estará demasiado fría o demasiado caliente.

La tiroides desempeña varias tareas metabólicas por medio de las distintas funciones corporales, incluyendo la extracción de yodo de los alimentos para la producción de la T3 y la T4. Ambas hormonas viajan por el torrente sanguíneo e influyen en el metabolismo a través de la conversión del oxígeno y las calorías en energía. ¡Increíble!, ¿no crees? Eso es lo que deseamos, un sistema de calefacción eficiente atizado por la comida que regula la temperatura de tu casa para que sea cálida y cómoda. La T3, en particular, es la superheroína del metabolismo acelerado, pues tiene casi cuatro veces la fuerza metabólica hormonal que posee la T4.

Sin embargo, la tiroides tiene una gemela maligna… la hormona llamada T3 reversa (Tr3). En el capítulo anterior te presenté a la Tr3, pero considero necesario volver a hablar de ella porque es muy importante dentro del proceso de reparación de tu metabolismo. La Tr3 es más bien como ese familiar incómodo que llega a la cena de Navidad sin invitación, no sabe comportarse y les arruina la velada a todos. Es una hormona tiroidea malhecha que no es muy eficiente para estimular el metabolismo; de hecho, bloquea el funcionamiento saludable de la T3. No es su intención arruinarte las cosas ni los planes de usar esos ajustados *jeans*. En realidad, se trata de una reacción inteligente del cuerpo para evitar la inanición. El problema es que, cuando estás a dieta, tú sabes que no estás muriendo de hambre (aunque con algunas dietas pueda parecerlo), pero a tu cuerpo no le ha llegado la notificación aún.

En situaciones de estrés crónico, ciertas enfermedades o privación nutricional, la Tr3 enciende la *alerta roja* de tu cuerpo. Esta alerta le indica a la Tr3 que se pegue a los receptores de T3 e interfiera para que la T3 no pueda hacer su trabajo. Es como si la Tr3 entrara en pánico y le lanzara un balde de agua a la hoguera metabólica, en un intento por resguardar las reservas de grasa para que no mueras a causa de lo que sin duda debe ser una catástrofe o hambruna. Como resultado, tu cuerpo deja de quemar grasas y empieza a almacenarlas. En ocasiones, hay problemas graves con el termostato del cuerpo, como en el caso de la tiroiditis de Hashimoto, la enfermedad de Graves o la producción de peroxidasa tiroidea (que ataca a la propia tiroides). Muchas veces es difícil diagnosticar estos padecimientos tiroideos, los cuales también pueden ser los principales responsables de un metabolismo extremadamente lento.

La dieta del metabolismo acelerado está diseñada para nutrirte y coaccionar la producción de hormonas adecuadas en la tiroides. Sin embargo, dado que puede haber otros problemas ocultos, tengo la convicción de que es necesario analizar la química sanguínea de la tiroides para asegurarse de que funciona como debería. Diversos libros sobre salud femenina abordan el tema de la tiroides, pues el hipotiroidismo es un padecimiento común y poco diagnosticado que puede provocar lentitud del metabolismo, aumento de peso, caída del cabello, uñas quebradizas, estreñimiento, dolores de cabeza y fatiga. Por ello, siempre les recomiendo a mis clientes que se hagan análisis tiroideos (al final del capítulo te diré cuáles son).

Tu glándula pituitaria

En la sección anterior hice una breve mención de la pituitaria, pero es hora de conocerla mejor. Como dije, creo que la glándula pituitaria es como el termostato del cuerpo, pues secreta hormonas que regulan y ajustan las acciones de muchas otras hormonas dentro del cuerpo.

Por ejemplo, la pituitaria estimula a la tiroides para que secrete hormonas con hormona estimulante de la tiroides (tirotropina). Si el nivel de tirotropina es elevado, la tiroides requiere mucha motivación o empuje para hacer su trabajo (hipotiroidismo). Imagínate a la pituitaria gritándole a la tiroides: "¡A trabajar, perezosa! ¡Muévete como si en verdad quisieras!"

Si el nivel de tirotropina es normal, la pituitaria no necesita más que hablar en tono normal: "Sigue así". Si es muy bajo, entonces la tiroides puede sobreactivarse (hipertiroidismo), y la pituitaria, apenas susurrar. Claro que, como ya lo expliqué, si la tiroides produce mucha Tr3 que almacena grasa, la pituitaria puede percibirlo como exceso de hormona tiroidea y sólo susurrar cuando debería estar gritando. Por este motivo, los resultados normales en estudios de laboratorio no necesariamente indican una función tiroidea óptima, pues no distinguen la Tr3 de la T3.

La pituitaria también regula la producción de hormonas sexuales, como estrógeno, progesterona, testosterona y DHEA. La regulación de cada una de ellas, así como de las hormonas suprarrenales, es crucial para la salud y la velocidad del metabolismo. Así que la pituitaria no es sólo el termostato del sistema de calefacción, sino también el centro de control del gigantesco ecosistema conformado por las hormonas.

Tu sustancia corporal

El último participante clave que influye directamente en el metabolismo es la *sustancia corporal*; éste es el nombre que doy a la grasa, hueso, tejido conectivo y músculo. El cuerpo almacena la mayoría del combustible de reserva en el músculo o la grasa. Y, dado que el músculo se contrae, relaja, empuja, jala y hace fuerza constantemente, se requieren grandes cantidades de combustible para desarrollarlo y mantenerlo. Es por eso que consume más calorías, o energía, que la grasa, la cual sólo se queda en donde está. ¿Acaso la has visto hacer otra cosa que no sea acomodarse sobre tu cintura o establecerse en tus muslos? La grasa no hace mucho más que aferrarse al combustible, así que se requiere muy poca energía o calorías para mantenerla. (No olvides que si no consumes alimentos que te proporcionen el combustible, el cuerpo se alimentará del músculo y almacenará parte de ese combustible como más grasa.)

Dentro del cuerpo hay dos tipos básicos de grasa: la blanca y la parda. Durante décadas, los científicos creyeron que la grasa parda sólo se presentaba en niños pequeños, los cuales la necesitaban para guardar el calor y mantener la temperatura corporal. Ahora se cree que, aunque se presenta en cantidades pequeñas en los adultos, la grasa parda desempeña un papel crucial en la regulación del metabolismo y de los niveles de azúcar en la sangre. Es de color pardo porque contiene cantidades considerables de mitocondrias (¿recuerdas aquellas diminutas partes de la célula que queman combustible y producen energía?).

Mientras más obeso eres, menos grasa parda tendrás y acumularás mayores depósitos de grasa blanca (la que no te gusta cuando se menea). Es otra de las bromas pesadas que nos juega el cuerpo, pues la grasa parda quema el combustible nueve veces más rápido que la blanca. Entonces, ¿por qué el cuerpo parece estar tan enamorado de la grasa blanca y la acumula cual acaparador? Porque creía que podría necesitar las reservas de combustible. (¡Gracias, obsesión con las dietas!) El propósito principal de la grasa blanca es conservarse como combustible a largo plazo, así que el cuerpo hará un esfuerzo sobrehumano para aferrarse a ella, por si acaso ocurriera un desastre.

La grasa blanca no es del todo mala. De hecho, la necesitamos porque cumple una función muy importante: es la grasa que tenemos bajo la piel (grasa subcutánea) y la que rodea los órganos (grasa visceral). Está diseñada para mantener la temperatura corporal, proteger los órganos y actuar como lugar de almacenaje de energía para necesidades futuras. También secreta hormonas y regula la producción de otras tantas, y dichas hormonas se comunican directamente con las glándulas suprarrenales, la pituitaria y el hipotálamo.

Sin embargo, cuando el metabolismo se hace lento, el cuerpo entra en modalidad de sobreproducción de grasa blanca, y la acumula como algunas personas acumulan periódicos, zapatos, catálogos publicitarios o gatos callejeros. Esta energía guardada en forma de grasa asfixiante literalmente puede sepultarte vivo.

La grasa parda, por su parte, es grasa termogénica o que guarda el calor. A diferencia de la grasa blanca, en lugar de almacenar energía, al parecer prefiere consumirse a través de ella. La grasa parda ayuda a estimular el metabolismo al calentar el cuerpo, incrementar el flujo sanguíneo y facilitar el traslado de nutrientes hacia la grasa blanca. También ayuda a regular los niveles de colesterol y triglicéridos, transporta los desechos de los intestinos fuera del cuerpo, sintetiza proteínas y almacena y metaboliza los ácidos grasos que se utilizan como energía. Asimismo, metaboliza y almacena los carbohidratos como glucosa para los glóbulos rojos y el cerebro.

Curiosamente, en los adultos, la grasa parda suele estar localizada detrás de los omóplatos, alrededor del cuello y bajo la clavícula. Son zonas en las que tanto muchos de mis clientes como yo sentimos o guardamos el estrés. Las hormonas de estrés afectan su actividad de manera directa. Pero la grasa parda puede ser tu mejor amiga si deseas mejorar tu metabolismo, ya que, por medio de su actividad hormonal, produce una tonelada de energía a partir de la comida. También parece estimularla la temperatura baja, mientras que, en el caso de la grasa blanca, la liberación de energía almacenada al parecer requiere estímulo de calor. Tanto la combustión de energía en la grasa parda como la liberación de energía de la blanca son resultado de una función tiroidea saludable. Más adelante volveré a hablar de los cinco participantes principales, pero son clave para el uso de la comida que permite esculpir el cuerpo que quieres. Alimentar el hígado, fortalecer las suprarrenales, potenciar las funciones pituitaria y tiroidea, así como afinar el equilibrio entre grasa y músculo son pilares del metabolismo acelerado.

El simple hecho de cambiar la forma en la que comes movilizará y facilitará las reacciones hormonales al estrés, potenciará el metabolismo y maximizará la distribución eficiente y equilibrada de grasa, agua y músculo. En muy poco tiempo serás testigo del sorprendente poder de la comida, al mirarte de frente en el espejo.

EL PAPEL DE TU MÉDICO EN LA REPARACIÓN DE TU METABOLISMO

"¿Cómo sé si mi metabolismo es lento?"

La anterior es una de las preguntas más comunes que me hacen, y es la razón central por la cual les pido a mis clientes que se hagan algunos análisis de laboratorio antes de embarcarse en la dieta del metabolismo acelerado, sólo para analizar la gravedad del desequilibrio. No son necesarios para que te beneficies de la dieta del metabolismo acelerado, pero sí sirven para comprender con precisión dónde estás y adónde necesitas llegar.

Sin embargo, debo advertirte algo: sólo son como un vistazo desde la ventana de la casa que es tu cuerpo. Imagina que deseas mudarte y buscas una nueva residencia. Un día ves una casa increíble, y te preguntas si deberías llamar a tu agente de bienes raíces para concertar una cita para conocerla por dentro. Antes de tomar el teléfono, es posible que eches un vistazo al patio trasero o te asomes por una ventana para mirar al interior. Ves una sala hermosa con techos abovedados, pisos de parquet y buena iluminación. Crees que es perfecta, pero no la has visto completa. Tal vez el piso superior está destruido, lleno de ratas y con graffiti en las paredes. O quizá está igual de bonito que el de abajo. Pero no lo sabes, porque no puedes ver el interior completo desde afuera. Del mismo modo, no puedes conocer el estado absoluto de tu salud a partir de los análisis de laboratorio, pero al menos te das una idea.

Asimismo, debes tener en cuenta que, aunque los resultados de los análisis sean normales, si tienes sobrepeso, mala condición física y te alimentas mal, tu cuerpo está haciendo un esfuerzo extenuante por mantener la química corporal en niveles normales bajo circunstancias adversas. He tenido pacientes que me muestran sus resultados y afirman: "Mira, todo está normal. ¡Estoy muy bien! El doctor me lo dijo", a quienes les respondo: "Pero ¡mírate! No estás bien. ¡Sólo mírate!"

Es frustrante tener sobrepeso y que el médico te diga: "Las cifras están bien; estás bien. Nos vemos el próximo año". Algunos clientes me han compartido lo mucho que los enoja esto. "¿Acaso no me estás viendo?", quieren gritarle. "¿No me *ves*? ¡Se me nota la disfunción metabólica en las nalgas!" Y así es. Recuerda, entonces, que los análisis de laboratorio son sólo un vistazo a través de la ventana, pero no representan la totalidad porque no es necesario padecer una enfermedad medible para tener un metabolismo lento. Además, puede ocurrir que presentes síntomas significativos y que los resultados de tus análisis caigan en el rango "normal". Tus análisis pueden haber salido bien y tú tener el metabolismo destruido. Si tienes al menos diez libras de sobrepeso, es un hecho que tu metabolismo no funciona como debería.

¿Por qué hacerse análisis entonces? Porque algunos de ellos pueden alertarte sobre problemas de salud que no sabes que tienes, o sólo decirte que estás de maravilla pero necesitas un pequeño empujón. Los análisis de laboratorio no te muestran el panorama completo, pero les darán a tu médico y a ti algunas pistas útiles.

Hablando de médicos, es momento de que te asocies con un doctor que te apoye en tu esfuerzo por perder peso y potenciar tu metabolismo, si acaso no lo has hecho ya. Hay médicos increíbles en todas partes. Mi situación es privilegiada, porque trabajo día a día con doctores asombrosos y tengo acceso a un laboratorio en mi propia clínica. Tal vez para ti no sea tan sencillo. Si tu médico duda en mandarte a hacer análisis, dile que te los pidió tu nutrióloga. Algunos laboratorios realizan análisis a pacientes que no vienen referidos por un médico. Si hay laboratorios así en tu localidad, es otra opción disponible. Ninguno de los análisis que menciono a continuación es particularmente costoso o inusual.

CONFORMACIÓN DE UN EQUIPO

Cuando comencé a trabajar dentro de la industria de la salud natural, la nutrición era considerada "medicina alternativa". Había una clara distinción entre "ellos" y "nosotros" que separaba a los médicos holísticos de los convencionales. Nunca estuve de acuerdo con esta mentalidad, la cual, por fortuna, está cambiando. Cada día hay más doctores convencionales que aprueban ciertos métodos holísticos, y más profesionales de la medicina holística que se asocian con los anteriores para beneficio de sus pacientes.

Siempre sentí que cualquiera era un socio en potencia si lo que se necesitaba era encaminar a mis clientes hacia la salud. Una de mis mentores, la doctora Jackie Fields, solía decir: "Lo mejor para los pacientes es una clínica sin muros". Con esta oración quería decir que, si no tienes todas las respuestas en casa, sal y encuentra a quien sí las tenga. Por eso, crea un equipo especializado en el cuidado de la salud que te acompañe en la aventura por un metabolismo sano y acelerado, una nutrición sólida y la liberación del estrés. Tú eres el capitán del equipo. ¡Arriba, equipo!

Lo primero que busco en los análisis, además de los números anormales, son las cifras que indican que el metabolismo es rápido, pues los resultados "normales" señalan una variedad de cosas. Las cifras te dirán si tienes la química corporal de alguien con metabolismo lento, o la de alguien con metabolismo acelerado, o si estás en medio.

Recuerda que no soy médico, así que mi opinión sobre aquellos resultados que son indicativos de un metabolismo acelerado puede diferir de la de tu médico. Sin embargo, no soy una persona cualquiera que te pide que molestes a tu médico para que te mande a hacer análisis sin sentido. Éstas son las cifras que uso en la clínica con mis clientes, muchos de los cuales llegan a mi consultorio por recomendación de sus médicos. Día con día les pido a mis pacientes estos análisis, y con frecuencia varios doctores me preguntan mi opinión sobre los resultados, porque veo más allá de lo "normal" en busca de cifras que hablen de un metabolismo acelerado, en particular cuando deseo ayudar a la gente a perder peso de forma sana.

Éstos son los análisis que tu doctor debe mandarte a hacer:

TIROIDES: Es necesario que te hagas análisis para conocer los niveles de tirotropina (TSH), T3, T4 y T3 reversa (Tr3). No olvides solicitar los de T3 reversa (Tr3), pues no siempre forman parte del perfil tiroideo típico. Estas cifras pueden revelar ciertos problemas tiroideos, pero también hay algunos análisis adicionales, como el de peroxidasa tiroidea (TPO) y el de anticuerpos antitiroideos, los cuales pueden ser solicitados si se sospecha de enfermedad de Hashimoto o de Graves. Una vez descartadas, esos resultados pueden decirte aún más sobre tu salud en general y sobre lo crucial que es nutrir al cuerpo y al metabolismo. Si tienes un *metabolismo acelerado*, los números coincidirán con los que te presento a continuación. Esto es a lo que aspiramos:

Tu química corporal

	NORMAL	METABOLISMO ACELERADO
PERFIL TIROIDEO		
TSH	4-4.5 mIU/L	Debajo de 1.0 mIU/L
T3	2.3-4.2 pg/ml	3.0-4.2 pg/ml
T4	0.7-2.0	1.5-2.0

	NORMAL	METABOLISMO ACELERADO
T3 reversa	90-350 pg/ml	120 o menos pg/ml
PERFIL DE LÍPIDOS		
Colesterol	125-200 mg/dl	165-185 mg/dl
Triglicéridos	Menos de 150 mg/dl	75-100 mg/dl
HDL (colesterol "bueno")	Superior a 46 mg/dl	70 o más mg/dl
LDL (colesterol "malo")	Menos de 130 mg/dl	100 o menos mg/dl
GLUCEMIA		
Hemoglobina glicosilada A1C	Inferior a 6.0	Inferior a 5.4
En ayunas	65-99 mg/dl	75-85 mg/dl*
HORMONAS ACCESORIAS		
Cortisol	5-23 mcg/dl	8-14 mcg/dl
Leptina	18	10-12

* Si está en los 70, estás quemando grasas como loco.

LA ENSEÑANZA DE LA LEPTINA

La leptina es una hormona que promueve el almacenamiento de grasa blanca y que suele ser estimulada por la producción de células de grasa, lo cual genera un círculo vicioso de producción de grasa. De hecho, la leptina bloquea los receptores de hormonas sexuales, incluidas el estrógeno, la progesterona y la testosterona. Cuando eso ocurre, el cuerpo comienza a guardarlas, en vez de usarlas, y esto, a su vez, fomenta el almacenamiento de grasa. Por ejemplo, si el cuerpo guarda estrógeno, puedes hincharte y subir de peso de forma repentina. Antes de llevar las reses al matadero se les administra una descarga de estrógeno para que ganen peso con rapidez y retengan líquidos. Para los humanos el estrés, saltarse el desayuno y las fluctuaciones hormonales características del embarazo y la menopausia, así como la andropausia (la menopausia masculina), son las causas más comunes de incremento de niveles de leptina. Algunas de ellas están fuera de nuestro control, por lo que debemos hacer todo lo que está en nuestras manos para mantener el equilibrio hormonal en la pituitaria, la conversión metabólica de las hormonas en el hígado y la disponibilidad de las hormonas para generar músculo y no almacenar grasa.

También queremos fortalecer las suprarrenales usando la comida como combustible. Para eso está diseñada la dieta del metabolismo acelerado. Controla lo que puedas, crea un ambiente que te conduzca a un metabolismo acelerado y restablece los desequilibrios acumulados. Al menos puedes controlar el desayuno... ¡así que cómetelo!

ESTRÓGENOS: Sólo para mujeres. Considero que es bueno medir los niveles de estrógeno a cualquier edad. Si estás atravesando la perimenopausia (ese periodo de hasta 10 años antes de la menopausia), tus niveles de estrógeno pueden revelar si un desequilibrio hormonal está provocando algunos de los síntomas. Por tanto, es recomendable tener una lectura de referencia anterior para que sepas si las cosas se están desequilibrando más adelante. Lo ideal es medir los niveles de tres formas distintas de estrógeno: estradiol, estriol y estrona. El primero es el que la mayoría de los doctores monitorean con más frecuencia. En el caso de sobrepeso en la parte media del cuerpo o en el caso de mujeres posmenopáusicas, también tomo en cuenta la estrona, pues su producción no sólo ocurre en los ovarios, sino que puede ser estimulada por células grasas y por las glándulas suprarrenales, además de que puede estar relacionada con un incremento de peso inducido por estrés.

Hay varias opiniones sobre los niveles ideales de estos tres estrógenos. Para los propósitos del metabolismo, me interesa asegurarme de que los tres entran dentro de rangos "normales" y que no se han salido de control. Si estás menstruando, asegúrate de que te hagan la prueba lo más cercano al tercer día de tu periodo. Es el mejor momento para echarles un vistazo a tus hormonas.

TESTOSTERONA: Sólo para hombres. El rango normal puede ir de 200 a 800, pero los hombres con metabolismo acelerado pueden alcanzar cifras entre 800 y 1 200. Lo ideal es que esté por encima de 600. Conocer estas cifras te permite ver una instantánea del estado actual de tu salud y hacer algo al respecto, y una de las cosas que puedes hacer es *comer*. La dieta del metabolismo acelerado está diseñada para proporcionarte el combustible que necesitas para tener un cuerpo saludable. Y el alimento es la medicina.

Cuando los resultados salen de rango, cuando el metabolismo ha sido suprimido, lo primero que necesitas es ¡cambiar tu dieta! Puedes maltratar a un caballo para que llegue a la meta, o puedes alimentarlo, entrenarlo y cuidarlo. De ambas formas ganarás la carrera, pero si lo maltratas durante mucho tiempo, lo agotarás, debilitarás y perderás… justo en el momento en el que más necesitas ganar ese premio en dólares.

Ni en la vida ni en la salud hay garantías, pero, cuanto mejor te cuides y más sano esté tu metabolismo, más confiarás en que tus sistemas corporales te desintoxicarán, eliminarán y quemarán grasas, te mantendrán en un peso saludable, te permitirán alcanzar un buen equilibrio hormonal y prevendrán posibles enfermedades.

¡Nútrete y florece! Es lo que deseo para ti. Todo comienza con un metabolismo saludable y en funcionamiento óptimo. ¿Estás listo para que te explique cómo llegar ahí?

SEGUNDA PARTE

CÓMO FUNCIONA EL PROGRAMA

CAPÍTULO TRES

Sosegar (Fase 1), Desbloquear (Fase 2) y Desatar (Fase 3); tres fases distintas, una semana de poder

Ahora sabes qué puede salir mal cuando haces dieta tras dieta o consumes alimentos que no contienen suficientes nutrientes. ¿Qué puedes hacer al respecto? ¿Cómo se arregla?

Cuando el metabolismo se ha vuelto disfuncional, requiere el equivalente a un entrenador personal para volver a estar en forma: alguien que pueda tomar la materia prima que es tu cuerpo y esculpirla hasta obtener la figura de tus sueños. Yo soy esa entrenadora y la dieta del metabolismo acelerado es tu guía de rutinas para poner a tono tu metabolismo.

¿A qué me refiero con "rutinas"? Si sólo haces un tipo de ejercicio, como correr o subirte a la escaladora elíptica, el cuerpo se acostumbra y al poco tiempo dejas de ver resultados. Te estancas porque utilizas los mismos músculos de la misma forma todos los días e ignoras los demás músculos del cuerpo. Del mismo modo que la combinación de rutinas mantiene al cuerpo en estado de sorpresa, la dieta del metabolismo acelerado baraja los patrones alimenticios de dos formas:

1. Llenándote de algunos de los nutrientes vitales que te hacen falta, aunque nunca de la misma forma por más de dos días seguidos.
2. Pidiéndole a tu cuerpo que haga algo difícil, pero nunca durante más de dos o tres días seguidos.

Esta estrategia mantiene el cuerpo trabajando, sorprendido y sustentado, con lo cual se revierten los patrones bioquímicos que han hecho lento tu metabolismo. Es la llamada de atención al cuerpo, la chispa que detonará la hoguera que calcinará las calorías y la grasa como nunca antes.

Combinar rutinas de entrenamiento metabólico también implica cambiar los mapas de alimentos (sobre los cuales aprenderás muy pronto), de modo que el nuevo tú no se aburra ni se fastidie. Dos días comes de una forma, dos días de otra y luego tres días comes una mezcla de nutrientes específicos completamente nueva. Así se estimula el metabolismo, pues comer se vuelve interesante y funciona.

No es truco. Así funciona la naturaleza. Es un principio básico de la física: un cuerpo en reposo tiende a mantenerse en reposo a menos que algo lo obligue a moverse. Lo mismo ocurre con el metabolismo. Una vez que convenzas al metabolismo de que se mueva, es más fácil que lo siga haciendo. Estás tomando al caballo por las riendas y lo estás haciendo caminar por el potrero para después llevarlo al remolque.

Lo único que necesitas es aprender a convencerlo.

LA DIETA DEL METABOLISMO ACELERADO: TRES FASES DISTINTAS, UNA SEMANA DE PODER

UN VISTAZO A LAS TRES FASES

Fase 1: **Sosegar** el estrés y calmar las suprarrenales. Días 1 y 2.

Fase 2: **Desbloquear** la grasa almacenada y generar músculo. Días 3 y 4.

Fase 3: **Desatar** la combustión: hormonas, corazón y calor. Días 5 a 7.

Consideremos cómo las tres fases de la dieta del metabolismo acelerado convencen al cuerpo de quemar grasa, generar músculo, equilibrar las hormonas y sentar las bases para la creación de un tú más saludable. Nuestro cuerpo requiere dietas variadas que le proporcionen todos los nutrientes necesarios para desempeñar todas las funciones biológicas, fisiológicas y neuroquímicas. Las tres fases de la dieta del metabolismo acelerado te dan esta variedad de carbohidratos complejos, azúcares naturales, proteínas, grasas e incluso sal que requieres para conservar la normalidad de la química corporal. En ocasiones necesitarás niveles terapéuticos muy altos de estos elementos, en particular cuando te has privado de ellos durante demasiado tiempo. Incluir estos combustibles, aunque no al mismo tiempo, te ayuda a reconstruir, restablecer, enriquecer y reponer tu agotado cuerpo y tu metabolismo apagado.

Cada fase dura poco tiempo, así que no agotas otros sistemas o partes de tu cuerpo. Realizar cualquiera de ellas durante mucho tiempo es como pedirte que limpies toda la casa después de una noche de desvelo; estarás exhausto y no harás un buen trabajo. Juntos limpiaremos *tu* casa (tu cuerpo) habitación por habitación, poco a poco, hasta que esté reluciente.

Durante cuatro semanas, seguirás la rotación de las tres fases. Cada una está diseñada estratégicamente para hacer trabajar o permitir descansar a los distintos sistemas corporales, y cada una cumple su función en cada semana del ciclo natural del cuerpo (28 días). Al segmentar el trabajo de esta forma, tu cuerpo recibirá la atención, el apoyo y las expectativas altas que necesita, fase por fase, un par de días a la vez.

Cuando pases a la fase siguiente, el sistema y los órganos involucrados en la anterior podrán relajarse, descansar y restablecerse. Un metabolismo sano requiere hacer tres cosas:

1. Tomar la comida que consumes y transformarla en energía.
2. Liberar la grasa acumulada.
3. Transformar la grasa recién liberada en energía.

Las tres fases hacen posibles estos tres pasos si se llevan a cabo en orden.

Antes de que puedas utilizar la comida como energía, necesitas calmar tus glándulas suprarrenales. De eso se trata la primera fase, de sosegar el estrés.

FASE 1: SOSEGAR EL ESTRÉS

GUÍA DE BOLSILLO

LO BÁSICO

Ésta es una fase con elevados índices glicémicos, niveles moderados de proteína y baja en grasas.

Alimentos ricos en carbohidratos como:

Arroz integral	Quinoa
Arroz salvaje	Tortillas de arroz integral
Avena	Tortillas de granos germinados
Leche de arroz	

Alimentos ricos en azúcares naturales como:

Durazno	Manzanas
Fresas	Melón
Higos	Peras
Mangos	Piñas

Alimentos con alto contenido de vitaminas B y C

Carne de res magra	Lentejas
Avena	Limones
Guayabas	Naranjas
Kiwis	Pavo

Contiene cantidades moderadas de proteína

Baja en grasas

CÓMO COMER

No necesitas empezar la fase uno en lunes, aunque creo que es la forma más sencilla de mantener el orden. De la lista maestra de alimentos de esta fase comerás:

- Tres comidas altas en carbohidratos, con niveles moderados de proteína y bajas en grasa
- Dos refrigerios de fruta

Tu día será así:

Desayuno	Refrigerio	Comida	Refrigerio	Cena
Granos Fruta	Fruta	Granos Proteína Fruta Vegetales	Fruta	Granos Proteína Vegetales

EJERCICIO DE LA FASE 1

Al menos uno de los dos días haz una rutina vigorosa de ejercicio cardiovascular, como correr o escaladora elíptica, o una clase animada de ejercicios aeróbicos. El cardio es ideal para la fase 1 alta en carbohidratos.

Durante esta fase, si eres amante de los carbohidratos, comerás todas las cosas deliciosas que amas y deseas, como fruta, pasta, arroz, galletas y pan tostado. Estos alimentos altos en carbohidratos, con niveles moderados de proteína y bajos en grasa nutren las suprarrenales y alivianan el estrés psicológico. Deseo que tu cuerpo se enamore de la comida en esta fase, así que transitar por ella se sentirá bien, será fácil y divertido.

Las frutas dulces y los granos enteros estimulan las endorfinas en el cerebro e inundan el cuerpo con nutrientes de fácil acceso, por lo cual la fase 1 es seductora y nutritiva a la vez.

A nivel biológico, su objetivo es auténticamente inundar el cuerpo de nutrientes, lo cual estimula la actividad en la digestión y el metabolismo de los cinco participantes principales de los que hablamos antes: el hígado, las glándulas suprarrenales, la tiroides, la glándula pituitaria y los tejidos corporales. Las suprarrenales se nutren en particular del consumo alto pero controlado de azúcares naturales, con lo cual se calman y comienzan a funcionar mejor. Estas glándulas responden a los picos de azúcar en la sangre generando hormonas de estrés especializadas en el almacenamiento de grasa. Sin embargo, cuando los niveles de azúcar son más estables (incluso si están elevados dentro del rango saludable), las suprarrenales se tranquilizan y comienzan a metabolizar la grasa con mayor eficiencia. Este equilibrio del azúcar es crucial para individuos que se han vuelto diabéticos, resistentes a la insulina, hipoglicémicos, han subido mucho de peso de forma repentina o tienen altos niveles de triglicéridos.

Los alimentos de la fase 1 también están considerados por ser ricos en nutrientes que estimulan el metabolismo; en particular, tienen alto contenido de vitaminas B y C. Las vitaminas B se encuentran en los frijoles, las carnes y los granos enteros, y estimulan a la tiroides para iniciar el efecto termogénico (de quema de grasas) que acelera el metabolismo. Además, son cruciales para la metabolización de las grasas, proteínas y carbohidratos. La vitamina C, presente en frutas como naranjas y fresas, y en verduras como brócoli y camote, ayuda al cuerpo a convertir la glucosa en energía, uno de los objetivos principales de la fase 1. Asimismo, ayuda a transportar dicha glucosa a las mitocondrias —los diminutos quemadores de grasa de tus células—, las cuales la descomponen y la convierten en energía, en vez de almacenarla como grasa. La abundancia de vitaminas B que recibirás durante esta fase también te ayudará a apoyar a las suprarrenales en la estimulación del metabolismo de la grasa y el desarrollo de músculo esbelto.

La fase uno, **sosegar**, convence al metabolismo gradualmente de que ya no está en una situación de emergencia. Está bien digerir de verdad la comida que estás consumiendo de nuevo, usar la energía y los nutrientes provenientes de esos alimentos, en lugar de almacenarla como grasa para una supuesta inanición o privación nutricional futura. Durante los primeros dos días, le enseñaremos a tu cuerpo cómo convertir la comida en energía, en vez de almacenarla como grasa. Le diremos: “Calma, calma, todo estará bien”. Gracias a los alimentos que consumirás en esta fase, tu cuerpo comenzará a creerlo.

Tu cuerpo empezará a sentir que es posible que todo vaya a estar bien de nuevo. Éste es el primer paso del proceso.

La estimulación de las enzimas digestivas es una de las herramientas más útiles para lograrlo en la fase 1. Cuando inundas tu cuerpo con tantos nutrientes y energía, se vuelve capaz de descomponer los alimentos que consumes y de liberar los nutrientes presentes en ellos. Queremos que la digestión implique el menor esfuerzo posible, por lo cual el consumo de proteína es moderado y el de grasas muy bajo. Tanto las proteínas como las grasas son más difíciles de digerir que los carbohidratos, como granos y frutas, así que, al limitar su consumo, tu cuerpo se tranquiliza y se siente motivado. Las enzimas digestivas liberan las vitaminas, los minerales y los fitonutrientes presentes en los alimentos que consumes, y el metabolismo comienza su recuperación después del estado de alerta por inanición. La alimentación de la fase 1 está diseñada específicamente para ser amable con el cuerpo. Te desharás de todas aquellas cosas que te estresan a nivel físico, así como de aquellas que destruyen tu metabolismo, como trigo, lácteos y cafeína, los cuales provocan irritación o inflamación del tracto gastrointestinal y pueden entorpecer el movimiento intestinal y promover la resistencia a la insulina. Por ahora, todas ellas quedan fuera de la jugada. La fase 1 sosegará tus glándulas suprarrenales y reducirá así la liberación de las hormonas de estrés que no te dejan perder peso. Tus niveles de azúcar en la sangre se estabilizarán y tu cuerpo sentirá de pronto que ha salido de la zona de peligro.

La fase 1 es amable con tu cuerpo y contigo. Los sabores dulces y los alimentos reconfortantes te permitirán acoplarte al plan con tranquilidad física y emocional. Quienes han pasado la vida a dieta no se han permitido estar a menos de 100 metros de algunos de estos alimentos durante meses, incluso años. Es hora de volver a lo normal. La fase 1 *se siente como alimentación normal* y no como una dieta.

Quienes hacen dietas bajas en carbohidratos tienden a espantarse cuando ven la lista de alimentos de esta primera fase, pues se les ha enseñado a creer que los carbohidratos son malos. Pero los carbohidratos *no son malos*, la comida no es mala, siempre y cuando provenga de fuentes saludables. Las frutas, el arroz integral, la avena, los granos alternativos como amaranto y quinoa, las lentejas y los frijoles son buenos. Los carbohidratos que *no* consumirás durante esta fase son azúcares refinadas, trigo o maíz. Estas fuentes de carbohidratos son más difíciles de procesar, y la mayoría de la gente los ha consumido en exceso a lo largo de su vida.

Aunque no seas de los que hacen dietas bajas en carbohidratos y estés acostumbrado a comer muchas azúcares refinadas y alimentos procesados que no requieren gran trabajo digestivo, tu cuerpo también tendrá que ponerse las pilas. Los alimentos ricos en azúcares refinadas hacen que el páncreas, las suprarrenales, la tiroides, el hígado y la vesícula biliar se vuelvan perezosos. Es como si llevaras largo rato sobre la escaladora elíptica a un ritmo tan lento que apenas si te distrae de ver el partido que están pasando en la televisión del gimnasio, y entonces llega un entrenador personal que te muestra una manera más eficiente de ejercitarte. Ahora bien, no estamos en un campo militar, por lo que este entrenador es amable y gentil, y te ayuda a acondicionarte sin que te agotes, sino de modo que te llenes de energía y vigor.

Vamos a mimarte y nutrirte, no a maltratarte. Es hora de romper los viejos patrones, no de fomentarlos. Las vitaminas B en esta fase te ayudarán a modificar la sensación natural de pánico que el cuerpo puede sentir momentáneamente al carecer de las azúcares refinadas y harinas blancas a las que se ha habituado.

¿Qué más puedes esperar de esta fase? ¡Que no volverás a pasar hambre! No comerás azúcares refinadas, jugos o frutas secas durante esta fase, pues ellos le *facilitan* demasiado las cosas al cuerpo y promueven que el metabolismo se vuelva lento y perezoso. ¿Y si mejor comes peras, manzanas, piñas y fresas jugosas, y batidos de fruta y pan de espelta y arroz integral y avena? ¿Qué esperas?

Además de las frutas y los granos enteros de la fase 1, también consumirás proteínas de alta calidad, como pollo orgánico, pavo orgánico e incluso búfalo, así como hierbas y especias como cilantro y perejil que promueven el estímulo de las enzimas digestivas. No te preocupes, obtendrás suficientes proteínas que tu cuerpo digerirá con facilidad. Todo lo que comas será rico en nutrientes, porque los alimentos con una alta densidad de nutrientes requieren que el cuerpo haga un mayor gasto calórico para extraerlos. Tus órganos y enzimas digestivas despertarán y recibirán la señal: *¡Adelante, equipo! ¡Hay mucho trabajo por hacer!* Mis clientes aman esta fase por los alimentos reconfortantes que les hacen sentir que no están haciendo una dieta. Otro beneficio de esta fase es que los carbohidratos buenos mejoran tu estado de ánimo, te ayudarán a superar los locos antojos de azúcar y te permitirán salir del bajón de la cafeína, siempre y cuando te desintoxiques de cafeína durante los próximos 28 días (lo cual recomiendo con fervor). Los alimentos de la fase 1 te impulsarán a reponerte de la sensación de "caída", como también lo hará la frecuencia con la que comas, pues lo harás cinco y a veces seis veces al día. ¡Hazte a la idea!

¿GLUCÉMICO? ¿QUÉ ES ESO?

Es probable que antes de leer este libro hayas escuchado el término *glucémico* en frases como "alimentos con bajo índice glucémico" y "alimentos con alto índice glucémico". Está de moda hablar del índice glucémico, pero la mayoría de la gente no sabe qué es en realidad. Se lo explico a mis clientes como la velocidad de distribución del azúcar de un alimento consumido. Digamos que tienes un vaso de jugo de naranja y una taza de rebanadas de naranja. Tal vez ambos contengan 23 onzas de azúcar, pero el índice glucémico del jugo es mayor que el de las rebanadas de naranja, porque el cuerpo convierte el azúcar del jugo en azúcar en la sangre con mucha mayor rapidez de lo que convierte el azúcar de las rebanadas de naranja. La fibra contenida en estas últimas hace más lento el proceso, y el jugo carece de ella.

El problema con alimentos con alto índice glucémico, como azúcares refinadas extraídas de su "empaque" original (la naranja, por ejemplo) y procesadas como jugo, azúcar de caña o jarabe de maple, o cualquier otro endulzante, es que se transforman *demasiado* rápido al llegar al torrente sanguíneo. Cuando el cuerpo recibe demasiada azúcar de una sola vez —es decir, si es más de la que puede usar como energía y almacenar en los músculos como energía de fácil acceso—, comienza a enviarla directamente a las células grasas.

La fase 1 incluye alimentos con alto índice glucémico, mas no con un índice glucémico superalto. Por eso no hay jugos, frutas secas, azúcares refinadas o frutas con mucha azúcar, como bananas o uvas. Más bien nos enfocamos en frutas y granos enteros ricos en fibra que te mantienen en ese dulce lugar en el que tu cuerpo recibe suficiente azúcar para tener energía, pero no más de la que puede manejar, de modo que no almacena grasas.

Calma, felicidad y una vida de bonanza; a esto aspiramos en la fase 1. Le enviaremos a tu cuerpo la señal de que todo lo que necesita está a su disposición. Extraeremos los nutrientes de la comida y alimentaremos a las suprarrenales, pues las suprarrenales, llenas y contentas, prepararán al cuerpo para la liberación de grasa. Saldrás del estado de alerta por inanición. Si llevas mucho tiempo haciendo dieta tras dieta, tu cuerpo recibirá esta fase con un suspiro de alivio.

¿Cómo lograrás perder peso en la fase 1? Me gusta ilustrar lo que ocurre en tu cuerpo de esta forma: imagina que tu mejor amiga te pide que seas el anfitrión de su fiesta de compromiso, en tu casa. Desea que haya aperitivos elegantes, pastel, música y decoración. Tienes muchas cosas que hacer y no sabes si podrás hacerte cargo de todo; lo único que sabes es que tendrás que rechazar su solicitud y estresarte al máximo. Es abrumador.

Este escenario es como pedirle a tu cuerpo que pierda peso cuando estás muy estresado y privado de nutrientes. El cuerpo puede decirte: "Lo siento. No puedo cumplir tu solicitud". O hará lo que quieres, pero no estarás feliz con el resultado. No te verás ni te sentirás bien. Será infernal.

Imagínate, en cambio, que tu amiga te pide que seas anfitrión de su fiesta de compromiso y agrega: "Sé que estás ocupado, así que contrataré un servicio de limpieza que asee tu casa antes de la fiesta. También contrataré el banquete con servicio de meseros, quienes recogerán y limpiarán todo. Después llamaré al servicio de lavado de alfombras para que no tengas nada de que preocuparte". Ya no suena tan mal, ¿verdad? Incluso puede ser divertido. No estás acostumbrado a tantas atenciones, ni siquiera cuando la fiesta no es en tu casa. ¿Qué ocurriría si llegan los meseros y dicen: "Ay, no. Se nos olvidaron los tenedores"? ¿Qué harías? Te sentirás tan bien, tan lleno de energía, la molestia será *tan* insignificante, que entrarás a la cocina con una gran sonrisa en el rostro y afirmarás: "¿Tenedores? No hay problema. Aquí hay tenedores".

Este escenario alternativo es como si le pidieras a tu cuerpo que pierda peso *mientras estás en la fase 1*. Si le das los azúcares, carbohidratos, fibras y proteínas naturales que necesita para funcionar con facilidad y comodidad, la solicitud de quema de grasas no será tan pesada. ¿El cuerpo no engordará durante la fase 1? Es como con los cubiertos. Estará muy contento de ceder algo de grasa para quemar pues no estará molesto por otras restricciones de la dieta. Tu cuerpo contará con el apoyo que requiere para hacer su tarea, por lo que el trabajo se vuelve simple, divertido y sencillo.

Cuando empiezas la dieta del metabolismo acelerado, le pides al cuerpo lo mismo que con cualquier otra dieta: que pierda peso. Pero los términos y condiciones son distintos… tanto que todo cambia.

Ahora bien, la fase 1 tiene ciertas reglas. Durante ella no alimentarás a tu cuerpo con muchas grasas. No es momento de comer almendras ni aguacates. Si consumes azúcares y proteínas sin grasas, el cuerpo comienza a metabolizar sus propias reservas de grasa para obtener la grasa que necesita. Ésta es la parte de mayor trabajo para el cuerpo durante la fase 1, la cual puede verse fácil pero ser bastante exigente para él. Lo distraemos al inundarlo con carbohidratos deliciosos y proteínas, lo nutrimos al tiempo que lo obligamos a buscar sus propias grasas. Comenzarás a quemar tu propia grasa, no los músculos, pues no necesitarás lo que ellos contienen. Eso lo obtendrás de la comida. Mientras el cuerpo esté disfrutando del festín de azúcares naturales, apenas si notará que la combustión de grasas ha empezado en serio.

Por eso la fase 1 va primero. Te inundaremos de nutrientes y encenderemos el sistema de tal modo que tu cuerpo disfrutará las delicias de la indulgencia al tiempo que se exigirá quemar grasas.

UN DÍA TÍPICO EN FASE 1

Durante la fase 1 te levantarás por la mañana y desayunarás en la primera media hora. Consumirás un tipo de grano y una fruta, como avena y moras (nada de nueces o linaza, pues éstos son alimentos de la fase 3), o melón chino y una rebanada de pan de espelta o arroz integral. A mi asistente le encanta el cereal de arroz integral caliente con duraznos orgánicos congelados. También tengo un cliente que le pone avena a su batido de fruta (cuya receta encontrarás más adelante).

Tres horas después comerás un refrigerio que consiste en fruta. Podrás elegir mangos, piñas, mandarinas, melones o fresas.

Tres horas después el almuerzo consistirá en un tipo de grano, una proteína, una verdura y una fruta, que podrás seleccionar de tu lista de compras de la fase 1. Puedes elegir un tazón de pollo con brócoli, o sopa de pavo, frijol blanco y col rizada, o tocino de pavo con lechuga y jitomate sobre pan de granos germinados, junto con duraznos o piña asada o manzana al horno. También recuerda aprovechar las sobras. Si estás en el segundo día de la fase 1, puedes comer lo que te sobró de la cena de la noche anterior.

Para el refrigerio de la tarde te toca más fruta; puedes llevar una mandarina o una manzana en tu bolso, o rebanar y disfrutar una jugosa pera.

Para la cena consumirás un tipo de grano, una verdura y una proteína. Tal vez elijas filete mignon con brócoli y arroz integral, o chili con pavo, o pollo y arroz salvaje. ¡Mmm! ¡Ya me dio hambre!

FASE 1: REFRIGERIOS SUPERSIMPLES DE IMPACTO

Mango	Naranja
Manzana	Piña

En las recetas del capítulo once encontrarás más refrigerios para la fase 1.

Así que, durante los próximos dos días, le enseñaremos a tu cuerpo cómo convertir la comida que consumes en energía en lugar de almacenarla como grasa. Llevas mucho tiempo almacenando grasa en donde no quieres tenerla, y pronto nos haremos cargo de ella, pero el primer paso es hacer que el cuerpo empiece a quemar la comida que estás consumiendo.

¡Ésta es la fase 1! Sólo son dos días, y serán increíbles. Recuerda: frutas y granos, proteína magra y casi nada de grasas. Ésas son las claves. ¿Listo? ¡Genial!

Pasemos ahora a la fase 2.

FASE 2: DESBLOQUEAR LAS RESERVAS DE GRASA

GUÍA DE BOLSILLO

LO BÁSICO

Ésta es una fase alta en proteínas y verduras, y baja en carbohidratos y grasas.

Alta en alimentos que favorecen la función hepática (la cual ayuda a las células a liberar la grasa)

Ajo	Col
Brócoli	Limones
Cebollas	Verduras de hoja verde

Alta en proteínas magras

Atún	Pescado bajo en grasas, como blanco del Nilo, lenguado, mero y robalo
Búfalo/bisonte	Pollo y pavo (sin piel)
Carne de res magra	Tocino de pavo
Cerdo magro	

Alta en verduras verdes alcalinizantes con bajo índice glucémico

Acelgas	Col rizada
Arúgula	Hojas de mostaza
Berros	Todo tipo de lechuga

Alta en alimentos productores de carnitina

Bacalao	Pollo sin piel
Espárragos	Res

Cero frutas o granos

Baja en grasas

CÓMO COMER

Si empezaste la fase 1 en lunes, la fase 2 siempre caerá en miércoles y jueves. De la lista maestra de alimentos de esta fase comerás:

- Tres comidas altas en proteínas, bajas en carbohidratos y en grasas
- Dos refrigerios proteínicos

La lista completa de alimentos la encontrarás al final de este capítulo.

Tu día será así:

Desayuno	Refrigerio	Comida	Refrigerio	Cena
Proteína Verdura	Proteína	Proteína Verdura	Proteína	Proteína Verdura

EJERCICIO DE LA FASE 2

Haz al menos un día de entrenamiento de fuerza (levantamiento de pesas) durante la fase 2. Enfócate en levantar mucho peso y hacer pocas repeticiones. Levantar pesas durante la fase 2 incrementará de forma sorprendente tu poder metabólico, así que ¡adelante! Si no estás seguro de cómo hacerlo de forma segura, pregunta si alguien en tu gimnasio local puede guiarte a través de la zona de pesas libres o toma una clase en la que se utilicen pesas, como Body Pump.

La fase 2 incluye alimentos completamente distintos de los de la fase 1, los cuales impulsan tu metabolismo a fortalecer el músculo e ir en busca de las grasas. Están saturadas de proteínas magras que el cuerpo transforma en aminoácidos que con facilidad se pueden convertir en músculo. La mezcla de proteínas con las verduras indicadas hace casi imposible que almacenes lo que consumes como grasa, y, como acabas de salir de la fase 1, en la que las suprarrenales se calmaron y los niveles de cortisol han disminuido, el cuerpo está acondicionado para liberar las células grasas de las caderas, las nalgas, el abdomen y los muslos. Los aminoácidos también son el alimento ideal para estimular el hígado y revitalizar el mecanismo de liberación de grasa en el cuerpo que empieza a incrementar la velocidad del metabolismo. No sólo quemarás los alimentos para obtener combustible, sino que también comenzarás a quemar la grasa y a transformarla en energía, así que sé diligente con tus alimentos y levanta esas pesas, pues tus propósitos empezarán a surtir efecto.

En esta fase se trata de alterar de manera intensiva la estructura del cuerpo, convirtiendo la grasa acumulada en combustible que se transformará en músculo. Es tan dirigida e intensa que sólo la hacemos durante dos días. El eje es el músculo, y recuerda, el músculo busca incesantemente calorías (energía potencial), así que, cuanto más músculo tengas, más grasa quemarás. Mantener el músculo requiere energía, por lo que la constante contracción y relajación de cada uno de los músculos de tu cuerpo requiere combustible. Cuanto más músculo tengas, más grasa quemarás. Piénsalo, ¿alguna vez has visto a la grasa hacer otra cosa que no sea reposar sobre tu abdomen?

Mientras más músculo desarrolles con la dieta del metabolismo acelerado, más comida podrás consumir a la larga, y más elevada será la velocidad de tu metabolismo. El resultado de esta fase alta en proteínas y baja en carbohidratos y grasas es la revitalización del músculo y la liberación de grasa acumulada. En la fase 1 impulsaste al cuerpo a relajarse y comenzar a digerir en serio la comida que consumes, en vez de almacenarla. Ahora comerás con el objetivo de absorber proteína y liberar grasa.

Los alimentos de la fase 2, **desbloquear**, permiten la movilización de la energía almacenada en forma de grasa, de modo que puedas quemarla como energía real. La proteína magra y las grandes cantidades de verduras de la fase 2 son la clave para la liberación. Juntos "desbloquean" la grasa almacenada y la liberan en el torrente sanguíneo. Así, preparan a tu cuerpo para la fase 3, la cual se concentrará en el estímulo de la producción de hormonas para quemar las grasas recién liberadas con rapidez. Pero es imposible quemarlas si primero no se les desbloquea el paso.

¿Ves cómo las piezas se van acomodando? En la fase 1 corregiste el problema más urgente: alentar a tu cuerpo a que se sosegara y relajara y comenzara a quemar de nuevo la comida que comes. Ahora desbloquearás la grasa. Por último, la quemarás, pero eso no ocurrirá hasta que ésta esté lista. La fase 2 lleva la grasa a donde debe estar para utilizarla como combustible.

En el camino, disfrutarás un rico lomo de cerdo y un filete de mero, omelettes de claras de huevo y atún, filete de res y pollo, y todas las verduras verdes que amas, como brócoli, espinacas, espárragos, champiñones, apio, hinojo y col. Y no será media taza de esto o aquello, sino cantidades considerables. Muchas verduras. Cuatro tazas de brócoli, un bonche de espárragos, un gran manojo de espinacas. Querrás invitar a estas verduras a salir de fiesta, porque ellas te abrirán las puertas al mágico proceso de transformar la proteína en músculo esbelto.

Enfocarse en consumir proteínas magras y verduras con bajo índice glucémico durante la fase 2 promueve la retención y el desarrollo de músculo, mientras se libera peso del cuerpo, sobre todo en forma de grasa. ¿Recuerdas que te conté que el cuerpo protege la grasa y se come su propio músculo cuando requiere energía y tú no le estás proporcionando suficientes nutrientes? La fase 2 se asegura de que eso nunca vuelva a ocurrir.

Es una fase con alimentos de bajo índice glucémico. Esto significa que no contiene comida que eleve mucho tus niveles de azúcar en la sangre. Después de las deliciosas frutas y apetecibles granos del par de días de la fase 1, ahora irás en sentido contrario. Los siguientes dos días comerás proteínas magras como pollo y pavo sin piel, pescado blanco y carne de res y de cerdo magras, venado y claras de huevo. También te tomarás en serio a las verduras con bajo índice glucémico y alcalinizante, sobre todo las verdes, como col, pepino, brócoli, lechuga, espinaca, y otras verduras sin almidón, como champiñones, pimientos y cebollas.

El músculo se construye con aminoácidos, los cuales provienen de la descomposición de las proteínas consumidas. Una cadena constante de proteínas de fácil digestión (es decir, bajas en grasas) promueve la formación constante de músculo, lo cual es crucial para la fase 2.

Mientras más masa muscular tengas, más rápido será tu metabolismo. Es una ecuación sencilla: menos músculo es igual a metabolismo lento. Por eso inundamos el cuerpo con proteínas durante la fase 2, y por eso también disminuimos los carbohidratos. Deseamos fomentar el desarrollo de músculo y la quema de grasas, en vez de quemar los azúcares de los carbohidratos, como en la fase 1. Recuerda: hay que confundir al cuerpo para perder peso.

La fase 2 también estimula el hígado de otra forma, al reabastecerlo de nutrientes y de los efectos alcalinizantes de las verduras verdes. En la fase 2 nos enfocamos en los aminoácidos, y en particular en la forma en la que éstos promueven una función hepática sana. Los alimentos altos en proteínas y de bajo índice glucémico de la fase 2 son comida para el hígado, dado que este órgano es responsable de más de 600 funciones metabólicas, incluyendo la transformación de los nutrientes que consumes en formas bioactivas que están disponibles para que el cuerpo las use. Es también el hígado quien estimula al cuerpo a liberar las células grasas almacenadas. Su papel en esta parte del proceso es esencial, así que no te desvíes de las listas de alimentos y mapas de la fase 2, que están diseñados específicamente para estimular al hígado, al descomponer las proteínas en aminoácidos y convertirlos en componentes que alimentan al hígado, como la carnitina.

Antes mencionamos brevemente a la carnitina. Es uno de los nutrientes estimulantes de metabolismo que ayudan al cuerpo a liberar en el torrente sanguíneo la grasa almacenada, de modo que pueda ser metabolizada y convertida en energía. Este sistema de transporte libera las células de grasa para que lleguen directamente a las mitocondrias quemagrasas de las células. Entre 80 y 90% de la acción metabólica ocurre ahí, en esa diminuta parte de tus células. Comer alimentos que estimulen esta conversión de proteínas en aminoácidos y de éstos en carnitina nos da acceso rápido a estos miniquemadores. Cuando llevamos la grasa al quemador, puede hacer combustión.

Los alimentos de la fase 2 estimulan la vesícula biliar, la cual descompone las grasas, y el páncreas, el cual descompone las proteínas (además de que produce la insulina que regula los niveles de azúcar en la sangre y también fue nutrido lo suficiente en la fase 1). Esta fase también prepara a ambos órganos esenciales para que produzcan las enzimas digestivas específicas que necesitarán en la fase 3 para metabolizar las grasas. ¿Ves cómo esta rutina metabólica fuerte y la combinación de entrenamientos del metabolismo te permitirán hacer uso de la comida y perder peso?

La fase 2 también inunda al cuerpo de vitamina C, la cual tonifica y fortalece las glándulas suprarrenales que nutriste en la fase 1. Mientras más fuertes estén, menos agresiva será su reacción en situaciones de estrés. La fase 2 hace que tu cuerpo se haga resistente al estrés, pues fortalece tu núcleo a nivel físico, hormonal y emocional.

Asimismo, las verduras de hoja amarga que comerás en esta fase te proporcionarán muchos de los nutrientes que requiere la tiroides, como taurina y yodo, los cuales facilitan la producción adecuada de hormonas tiroideas que necesitaremos para la fase 3. Además, al reducir la ingesta de grasas, el cuerpo seguirá buscando grasa corporal que quemar.

Durante esta fase el cuerpo generará la mayor cantidad de masa muscular, desarrollada con los altos niveles de proteína que estás consumiendo. Pero estos altos niveles de proteína no son los únicos escultores termogénicos del cuerpo; también están las verduras verdes alcalinizantes que consumirás en cantidades considerables durante estos dos días.

LA HORA DE LOS *NERDS*

¿Por qué son tan fundamentales las verduras alcalinizantes? Porque, para tener un funcionamiento saludable, el cuerpo debe mantener cierto nivel de pH. Esto significa que la cantidad de ácido en el torrente sanguíneo debe mantenerse dentro de cierto rango para que el cuerpo funcione bien y para que sigamos vivos. El pH puede verse afectado por lo que comemos. Algunos alimentos, como la carne, tienden a estimular la producción de ácido, pues se requiere más ácido para descomponer y digerir la carne. Las dietas que se concentran en el consumo de grandes cantidades de carne y omiten las verduras alcalinizantes pueden provocar que el cuerpo se vuelva demasiado acídico y caiga en estado de cetoacidosis. En este estado, puedes hipermovilizar las grasas, pero el costo es muy elevado. Mucha gente que hace este tipo de dietas se vuelve resistente a los carbohidratos y propensa a recuperar el peso de forma repentina (rebote) una vez que cambia su alimentación. También extenúan a los riñones e incrementan la producción de hormonas de estrés y la inflamación sistémica. Hacer una dieta alta en proteínas sin consumir verduras también hace lento el metabolismo de forma terrorífica, pues te deja en condiciones peores de aquellas en las que estabas en un comienzo. Tan pronto dejas la dieta de puras proteínas, subirás hasta 40 libras. Lo he visto ocurrir una y otra vez. Si en alguna de tus vidas pasadas fuiste fisicoculturista, también comprenderás los daños musculares que provoca el exceso de acidez; hay una acumulación de ácido láctico que impide la formación eficiente de músculos.

La magia de la fase 2 es que combina altos niveles de proteína con una gran cantidad de verduras verdes, las cuales son alcalinizantes. Esta abundancia de verduras durante la fase 2 es crucial para evitar que el cuerpo caiga en este estado de acidez indeseado. También estimulan las enzimas digestivas que incrementan la velocidad de quema de grasas, con lo que avivan la hoguera. La mayoría de las verduras son alcalinizantes, pero las más alcalinizantes de todas suelen ser las verduras verdes de bajo nivel glucémico. Es por esto que algunos regímenes que promueven el consumo de jugos y batidos verdes suelen anunciarse como dietas alcalinas.

Las verduras verdes hacen cosas increíbles por ti cuando aumentas la ingesta de proteína animal. Así que éntrale a las verduras para mantener el pH de tu cuerpo en el rango adecuado y para que todo funcione como es debido. Piénsalo así: la proteína es el leño y las verduras verdes son el líquido combustible. Es difícil encender un leño, pero si le agregas el líquido inflamable, en un abrir y cerrar de ojos tendrás una hoguera. Si combinas proteínas y verduras verdes alcalinizantes, tu metabolismo quemará grasas como nunca.

Tu cuerpo está del todo listo para digerir esta proteína, en particular porque ya has estimulado a las enzimas digestivas durante la fase 1, pero las enzimas digestivas que se estimularán en la fase 2 fortalecerán el efecto digestivo de forma más evidente. Ahora podemos ir al límite con las proteínas, pero, como seguiremos limitando el consumo de grasas, se le exigirá más a la digestión que en la fase 1. ¡Caray! ¡Qué buen entrenamiento! Recuerda: sólo dura dos días y luego pasaremos a la siguiente fase, que consiste en sanar y reparar.

Estamos reconstruyendo las capacidades de tu cuerpo gradualmente, con la ayuda de todos los fitonutrientes presentes en estas verduras con bajo índice glucémico. Las verduras verdes, además de ser alcalinizantes, son ricas en nitrógeno, el cual es esencial para la conformación de músculo. También ayuda al cuerpo a descomponer la proteína en aminoácidos que llegarán a los músculos para fomentar su retención y desarrollo. Toda la proteína que consumirás se incorporará con facilidad a tu cuerpo. La fase 2 se encarga, literalmente, de transformar la composición de tu cuerpo, pues genera músculo en donde se necesita y carboniza la grasa innecesaria. Es la arquitecta que toma la materia prima y construye un templo hermoso llamado *tú*.

Los clientes que aman la carne adoran esta fase, y los que solían hacer dietas bajas en carbohidratos también se sienten cómodos en ella. Si disfrutas cenar bistec y ensalada, o lomo de cerdo y brócoli, o filete de lenguado con espárragos, te encantará esta fase. Es probable que tampoco extrañes los carbohidratos, pues los habrás consumido en abundancia durante la fase anterior. Recuerda que sólo dura dos días. Pasarán volando cuando pienses cuánta grasa estás **desbloqueando** y cuánto músculo potenciador del metabolismo estás desarrollando.

UN DÍA TÍPICO EN FASE 2

En la fase 2 te levantarás por las mañanas y desayunarás durante la primera media hora del día. Consumirás una proteína magra y verduras de un solo tipo, como omelette de claras con espinaca o tocino de pavo envuelto en hojas de lechuga.

Dos o tres horas después comerás un refrigerio proteínico, al cual puedes agregarle verduras de hoja verde, si gustas. Puedes consumir rosbif con rebanadas de pepino o unos trozos de pollo fresco (libre de nitratos).

El almuerzo consiste en otra proteína y otra verdura. Quizá elijas pollo a la parrilla sobre ensalada con varios de los vegetales de la fase 2, o atún con pimiento rojo. No olvides que también puedes comer lo que te haya sobrado de la cena del primer día de la fase 2.

El refrigerio de la tarde también es proteína: tres claras de huevo duro o atún con apio.

Para la cena comerás otra proteína y más vegetales. Tal vez se te antoje lomo de cerdo con brócoli, pechuga de pollo con espárragos, o un bistec corte Nueva York con espinacas al vapor. Si no estás acostumbrado a una dieta baja en carbohidratos, la fase 2 puede parecer mortal, pero recuerda que sólo dura dos días y que los beneficios son invaluables. También puede ser más sencilla de lo que crees, pues las comidas bajas en carbohidratos tienden a suprimir el apetito, siempre y cuando no las realices durante demasiado tiempo.

FASE 2: REFRIGERIOS SUPERSIMPLES DE IMPACTO

Carne seca de pavo
Atún enlatado en agua
Salmón ahumado con pepino
Claras de huevo duro

En las recetas del capítulo once encontrarás más refrigerios para la fase 2.

¿Y SI NO TE GUSTA LA ALIMENTACIÓN BAJA EN CARBOHIDRATOS?

¿Qué pasa si odias esta fase? La fase 2 puede ser difícil si amas la fruta, los almidones, la avena de la mañana; pero sólo dura dos días y con ella lograrás mucho. Todo lo que le proporcionaste a tu cuerpo en la fase 1 está sustentando los esfuerzos de desarrollo muscular de la fase 2. Como dije: sólo son dos días. No tienes que perder la cabeza por la fase 2. Todo está bien. Estamos reparando el metabolismo, no enviándote a un parque de diversiones. Si en verdad te irrita comer así, desquítate en el gimnasio con pesas muy pesadas. Deja tu ira en el gimnasio y siente cómo se queman las grasas mientras se esculpe tu cuerpo.

Piénsalo así: si tuvieras que ir a terapia de rehabilitación después de una lesión, es probable que adores la parte del masaje, pero odies las 4 000 flexiones diarias de rodilla. Sin embargo, ambos procesos son esenciales para tu recuperación. Algunos momentos son difíciles, pero es parte de la rehabilitación. Así que, si te sientes insatisfecho, te diré algo: estoy orgulloso de ti por ser capaz de existir fuera de tu zona de confort. Estás más que bien. Estás haciendo el trabajo que se requiere para sanar. No te desanimes.

Además, ya es hora de empezar la fase 3, y te va a *encantar*.

FASE 3: DESATA LA COMBUSTIÓN: HORMONAS, CORAZÓN Y CALOR

GUÍA DE BOLSILLO

LO BÁSICO

Ésta es una fase alta en grasas saludables, con niveles moderados de carbohidratos y proteínas, y fruta con bajo índice glucémico.

Alta en grasas saludables

- Aceite de oliva
- Aceitunas
- Aguacates
- Coco
- Nueces y semillas

Proteínas con mayor cantidad de grasas en cantidades moderadas

- Humus
- Mantequilla de ajonjolí o almendra
- Salmón
- Semillas de cáñamo

Frutas con bajo índice glucémico

- Arándanos
- Frambuesas
- Limones
- Toronja
- Zarzamoras

Verduras con menor índice glucémico

- Algas marinas
- Alcachofas
- Berenjena
- Camotes
- Coliflor
- De hoja verde
- Espárragos
- Espinaca
- Frijoles

Cantidades moderadas de carbohidratos no refinados

- Arroz salvaje
- Avena
- Cebada
- Pan de granos germinados
- Pasta de quinoa
- Quinoa

Alimentos que estimulan la tiroides

- Aceite de coco
- Alga marina
- Camarón
- Langosta

Alimentos ricos en inositol y colina

- Coles de Bruselas
- Hígado de pollo o de res
- Leguminosas, como frijol negro, garbanzos, alubias y lentejas
- Nueces y semillas

CÓMO COMER

Si empezaste la fase 1 en lunes, la fase tres siempre caerá en viernes, sábado y domingo. De la lista maestra de alimentos comerás:

- Dos refrigerios de grasas saludables
- Tres comidas

La lista completa la encontrarás al final del capítulo.

Tu día será así:

Desayuno	Refrigerio	Comida	Refrigerio	Cena
Fruta Grasa/ proteína	Verdura Grasa/ proteína	Grasa/ proteína	Verdura Grasa/ proteína	Grasa/ proteína Verdura

Desayuno	Refrigerio	Comida	Refrigerio	Cena
Grano Verdura		Verdura Fruta		Opcional: grano/ almidón

EJERCICIO DE LA FASE 3

Haz al menos un día de una actividad que disminuya el estrés, como yoga o respiración profunda, o disfruta un masaje. ¡Sí, el masaje cuenta! No es una "actividad" como tal, pero incrementa el flujo sanguíneo hacia las áreas adiposas del cuerpo, reduce el cortisol y hace justo lo que queremos durante esta fase.

La fase 3 es emocionante, apetitosa y poderosa: es la fase en la que **desatamos** el poder absoluto del metabolismo avivado y en la cual nos concentramos en lo que me gusta llamar "el trío termogénico": las hormonas, el corazón y el calor. Estos tres son responsables de poner en marcha el calor metabólico en el cuerpo y darle un auténtico empujón a la quema de grasas. En esta fase, tras cuatro días de una alimentación baja en grasas, consumirás grasa de nuevo durante tres días. Tu cuerpo está perfectamente listo para ello: las enzimas digestivas están al máximo, los músculos están fortalecidos, el cuerpo está bien alimentado con comida rica en nutrientes y ahora, cuando más lo necesitas, llega el flujo de grasas buenas para el corazón, las cuales detonan los mecanismos del cuerpo que convierten la grasa en combustible. Comienzas a quemar la grasa que comes, así como la grasa desbloqueada en la fase 2. La fase 3 es alta en grasas, moderada en carbohidratos y proteínas, y contiene frutas con bajo índice glucémico.

En esta fase comenzarás a ver cambios notables. Es la fase que aplana tu abdomen y allana la celulitis. Es la que te hace ver distinto, la que hace a la gente preguntarte: "Oye, ¿bajaste de peso?" (y te permite responder: "Pues, sí. Así es"). En esta fase el eje central es el calor, y es la parte del plan que te hace ver sensacional.

La fase 3 es distinta de las dos anteriores porque dura tres días, en vez de dos. Tal vez sea la fase más importante de la dieta del metabolismo acelerado, aunque no funcionaría si las fases 1 y 2 no le prepararan el camino.

Durante toda la semana, tu consumo de grasas ha sido muy bajo, pues has recubierto el cuerpo con nutrientes tomados de fuentes específicas de carbohidratos, montones de verduras verdes y proteína de calidad. A falta de grasa proveniente de la alimentación y frente a una abundancia de nutrición, tu cuerpo ha estado quemando grasas. Y quemando grasas. Y desarrollando músculo. Sin embargo, al llegar el quinto día de la semana, el cuerpo puede empezar a sospechar. *Esperen* —piensa—. *No ha entrado mucha grasa al organismo. ¿Será necesario que empecemos a acumular algo de grasa?*

¡Por el contrario! —le responde la fase 3—. *No tienes de qué preocuparte. Aquí hay algo de grasa para ti. Aquí van alimentos llenos de grasa saludable, maravillosa y deliciosa.*

Aunque es una fase alta en grasas, no incluye ninguna de las viejas grasas que solías consumir. No vayas a comer cosas fritas ni trozos enormes de queso, por favor. La fase 3 incluye grasas saludables como aguacate, nueces, semillas, así como aceites de oliva, ajonjolí y semilla de uva.

Si comes de esta forma, esto es lo que ocurrirá. En la fase 2, los nutrientes provenientes de las verduras verdes te permitieron restituir y reponer aquellos órganos y glándulas responsables de la quema de grasas sustancial. La vesícula biliar, en particular, sustentada por el páncreas, ahora sabe cómo incinerar la grasa como nadie. Así como es necesario tener dinero para hacer más dinero, se necesita comer grasa para quemar grasa, que es justo lo que pasa en la fase 3.

La energía que se libera al descomponer las células grasas viene de muy adentro. Es como riqueza escondida en una caja fuerte bajo el concreto debajo de tu cama, y la dieta del metabolismo acelerado es el pico y la pala para extraerlo. Cuando llegas a ella, obtienes sorprendentes beneficios para tu salud, no sólo para prevenir enfermedades, sino también en tu bienestar físico inmediato. La gente se queja y lloriquea y sufre por la grasa que tiene en el abdomen, los muslos y la papada. ¡Bien por ustedes! ¡Tienen algo que quemar y muchos beneficios que cosechar!

LA HORA DE LOS *NERDS*

No olvides tu porción de verduras del desayuno durante la fase 3. Es muy importante, porque las verduras contienen celulosa y, cuando la consumes en cantidades considerables, el cuerpo genera muchas enzimas proteolíticas para descomponer lo que consumes en componentes útiles y digeribles. Cuando comemos mucha grasa, deseamos estar seguros de que también ésta se descompondrá y convertirá en energía. Es imposible consumir grasa y además liberar grasa sin esta descomposición, si es que acaso quieres eliminar la grasa del cuerpo. La fase no está completa sin la descomposición, y son las verduras las que la facilitan.

Recuerda, al igual que la fase 1, la fase 3 puede ser engañosa porque te hace sentir bien. Pero el trabajo interno intenso continúa. Estás gustoso de hacerlo gracias a todas esas hormonas de la felicidad que están circulando por tu cerebro y te hacen sentir satisfecho y contento, pero sigue siendo una labor importante el rastreo y digestión de toda esa grasa superficial. Requiere de mucha energía, y para tener energía es necesario comer. Ya he aclarado que las calorías que entran *no son equivalentes* a las calorías que gastas, y esto es aún más cierto en la fase 3, la cual no va a funcionar si no te comes tus verduras. Incluso las del desayuno.

Cuando empiezas a proporcionarle al cuerpo toda esa hermosa grasa, rica y saludable, después del esfuerzo que ha hecho para encontrar y metabolizar la grasa de tu propio cuerpo, le permites descansar. Inundas el organismo con la grasa de los alimentos, y él reacciona diciendo: "¡Ah, ahí está!" Y entonces empieza a quemar su propia grasa, junto con aquella que estás comiendo. La grasa de los alimentos que es fácil de descomponer libera de la vesícula biliar un flujo de enzimas que derriten la grasa, las cuales arremeten contra tus reservas de grasa, la extraen de raíz y la lanzan hacia el horno metafórico. Irónicamente, comer grasa *después* de no comerla durante algunos días te hace empezar a quemarla como loco. Éste es el ejemplo clásico de por qué **sosegar** las hormonas de estrés, **desbloquear** la grasa almacenada y **desatar** las hormonas que queman grasa mantiene al cuerpo en ascuas. Es justo por esto que el método "hay que confundir al cuerpo para perder peso" es tan efectivo.

Esta fase es intensa y poderosa. El influjo de grasas buenas y saludables provenientes de los alimentos nutre al cerebro, a tu libido, a tu tiroides, e incluso a tus glándulas suprarrenales. Todo empieza a marchar bien, como una máquina bien aceitada. Dado que la grasa contiene más energía que los carbohidratos y proteínas, tal vez percibas una inyección de energía durante la fase 3. El flujo sanguíneo se incrementa y el metabolismo empieza a quemar con mayor ímpetu. En la fase 3 ocurren dos cosas muy interesantes a la vez: la intensidad de la quema de grasas y el efecto maravilloso y relajante de tener suficiente ingesta de grasas.

Así como el yoga reduce la producción de hormonas de estrés, la fase 3 logra lo mismo al proporcionar al cuerpo los nutrientes que necesita para generar hormonas antiestrés.

La tarea de quemar toda esta grasa y producir tantas hormonas no es cosa sencilla. Aunque se siente bien, también es intensa. Parte de la intensidad de esta fase se debe a que el cuerpo está purgando muchas toxinas almacenadas en la grasa que fueron liberadas también. Por eso es de absoluta importancia tomar mucha agua, en particular en esta fase, para promover el movimiento intestinal. Hasta podrías considerar la idea de ir a una sauna durante esta fase para que las toxinas salgan del cuerpo junto con el sudor. Es vital promover esta eliminación. La liberación de toxinas contribuye a que te veas más delgado y firme, pues, cuando se eliminan, también disminuye la inflamación e incluso se aplanan algunas de esas zonas disparejas (en donde está la celulitis). Si no eliminas las toxinas y la grasa sobrante, el cuerpo las reabsorberá a la larga. Quitarás la grasa de tu muslo derecho para ponerla en el izquierdo. Extraerás la celulitis del abdomen para reubicarla en las nalgas. No queremos eso. Queremos sacarlas del cuerpo. Queremos que se vayan.

Visualiza que la grasa amarilla y espesa que circula por tu sangre (la cual liberaste de las células grasas en la fase 2) se va evaporando. Las hormonas de la fase 3 ayudan a convertir la grasa en sustancias solubles en agua que pueden descomponerse con facilidad dentro de la mitocondria para obtener energía y también pueden ser excretadas con facilidad por medio del sudor, la orina y la sangre. La grasa se derrite, y tú estás que ardes.

Si la concentración de toxinas es demasiado densa, tus riñones enviarán la alerta roja al hipotálamo, las suprarrenales, la pituitaria y la tiroides para que bajen el ritmo otra vez. Esto es lo último que querríamos durante el proceso de eliminación, así que es crucial tener suficiente agua a bordo, pues ésta ayuda a diluir las toxinas, de modo que el proceso de excreción no sea demasiado estresante.

Sin embargo, la intensidad fisiológica de la fase 3 será apenas perceptible (en particular si ingieres suficiente agua), pues estarás muy ocupado disfrutando la deliciosa comida rica en grasas saludables que tanto te encanta, como aguacate, salmón, mantequilla de almendra y nueces. Puedes cocinar con aceite de ajonjolí, salpicarle aceite de oliva a tus ensaladas y aderezar tus verduras con humus o guacamole. Es tan rico, y decadente, y delicioso... y, sobre todo, ¡bueno para tu salud!

Durante la fase 3 nos concentraremos en nutrientes específicos para estimular al metabolismo que expulsan con rapidez la grasa del organismo. Por ejemplo, los alimentos de esta fase son ricos en inositol y colina, cofactores clave que metabolizan la grasa y evitan que se quede bloqueada en el hígado. Estos nutrientes, presentes en grandes cantidades en la clara de huevo y en las nueces y semillas crudas, funcionan como arqueros en la cancha: bloquean la reabsorción de la grasa y ayudan a expulsarla del organismo para evitar que se almacene en otro lugar.

En esta fase también consumimos pescados más grasosos, los cuales disminuyen los niveles de cortisol y ayudan a promover un equilibrio hormonal saludable en la tiroides y las suprarrenales. El aguacate es otra de las estrellas de esta fase, pues contiene un carbohidrato único llamado manoheptulosa, el cual ayuda a equilibrar los niveles de azúcar en la sangre, disminuir la resistencia a la insulina y avivar el fuego del metabolismo. En las nueces y semillas crudas hay otro nutriente que reduce la velocidad del vaciamiento gástrico y al que llamamos "grasas que te hacen sentir lleno". Cuanto más tarde en vaciarse tu estómago de alimento, más oportunidades hay de que esa comida estimule al hipotálamo y a la pituitaria para que le indiquen al cuerpo que estás lleno y satisfecho. Los alimentos de la fase 3 también producen endorfinas, esas hormonas de la felicidad que te hacen sentir satisfecho y que no necesitas comer más.

Las grasas en el aceite de oliva provocan un incremento sustancial de oxidación o quema de grasas en el cuerpo, en especial al estimular la combustión de grasa parda, la cual ayuda al cuerpo a utilizar más y más grasa como combustible. De hecho, desde el momento en que el cremoso aguacate o la espesa mantequilla de maní entran a tu boca, y empiezas a masticar, la pituitaria comienza a liberar hormonas que descompondrán esa grasa.

La fase 3 también contiene altos niveles de lisina. La lisina es un aminoácido que contribuye al efecto de estrechamiento del cuerpo que experimentarás en esta fase, en la cual la celulitis se aplana y tus músculos se ven más definidos. Es un viejo truco de los zootécnicos. A los caballos o al ganado se les administra lisina antes de una exhibición para acentuar la definición muscular. La lisina puede funcionar de la misma forma en tu cuerpo, haciéndote ver esbelto y ajustado. Este aminoácido ayuda de manera específica al rastreo de la celulitis y la grasa superficial. Una de mis clientas me dijo que bajó 30 libras con una dieta anterior y la gente apenas le decía: "¿Te cortaste el cabello?" Cuando bajó sus primeras nueve libras con esta dieta, la gente la halagaba: "Te ves sensacional. ¿Cuánto has bajado?" Es el efecto de la lisina.

Obtendrás suficiente lisina que te ayudará a eliminar esa cubierta de grasa que rodea los fantásticos músculos que has estado desarrollando, pues está presente en los alimentos de la fase 3, en particular en las nueces como avellanas y almendras, en las semillas de ajonjolí y girasol, en las cremas y mantequillas de nueces (en especial en la pasta de ajonjolí o *tahina*), en el coco, la clara de huevo y el aguacate.

DATO DEL METABOLISMO ACELERADO

Cada fase de la dieta del metabolismo acelerado nutre al corazón de alguna manera. Los cardiólogos de una de las clínicas a las que asesoro creen que soy una santa que hace milagros. Pero tú y yo sabemos la verdad: es el trabajo de las tres fases. Como sabrás, el corazón está hecho de tejido muscular liso, como los bíceps y tríceps. Al igual que cualquier otro músculo, la función cardiaca depende de la capacidad de relajación y contracción del músculo. Por lo tanto, en la fase 2, con tanta proteína, ayudaste a reponer y sanar el músculo cardiaco. En la fase 3 le proporcionas ácidos grasos Omega-3 buenos para el corazón (presentes en el pescado, las nueces y el aceite de oliva), los cuales permiten que todo se mueva de forma impecable y armoniosa en el corazón. Cuando regreses a la fase 1 en la segunda, tercera y cuarta semanas, notarás un incremento notable en tu capacidad para hacer ejercicio cardiovascular con facilidad. Sólo hacemos cardio dos veces por semana, pero eso es todo lo que necesitarás mientras hagas la dieta del metabolismo acelerado. Cada una de las fases ayuda al corazón, así que, al finalizar los 28 días, no sólo estarás más esbelto, fuerte y saludable, sino que tu corazón también estará en mejor estado.

Aunque consumas muchas grasas deliciosas durante la fase 3, no cometas el error de creer que puedes comer *cualquier cosa* durante estos tres días. Es una fase de bajo índice glucémico por razones importantes. La fase 3 no es la fase 1 más grasas. En la fase 1 incluimos muchos alimentos altos en azúcares naturales que son fáciles de digerir. La grasa es lo más difícil de descomponer y requiere la mayor cantidad de energía que el cuerpo puede proporcionarle, así que, si elevamos demasiado la ingesta de azúcar durante la fase 3, el cuerpo preferirá quemar dicha azúcar y se olvidará de quemar la grasa. Por este motivo, los alimentos con bajo índice glucémico son esenciales en la fase 3. Claro que salpicarás los suficientes carbohidratos para conservar la energía, pero no demasiados como para subordinar el efecto de quema de grasas.

Ésta es la razón por la cual no es momento de comer mucha fruta ni almidones. Cuando revises los mapas de comidas notarás que puedes comer un tipo de grano y una fruta con el desayuno, otra fruta en el almuerzo y un tipo de grano opcional en la cena. Sin embargo, ninguno de los refrigerios incluye fruta o granos, y el almuerzo tampoco incluye granos. Es fundamental respetar esta distribución de la fase 3, para permitir que se haga evidente la magia de la quema de grasas. Los carbohidratos presentes en esta fase sólo sirven para burlar la metabolización de las grasas.

Aunque esta fase te hará sentir muy bien, es bastante intensa para el cuerpo, a pesar de lo mucho que disfrutes los alimentos. Por eso sólo la hacemos durante tres días, y luego cambiamos. Es todo. Le damos al cuerpo un descanso y lo consentimos con carbohidratos de nuevo al regresar a la fase 1 de la siguiente semana. Tal vez te seduzcan los beneficios de esta fase, pero no la hagas más de tres días, pues todavía hay mucho trabajo por hacer.

Dales las gracias a esas libras de más en tu abdomen, nalgas y muslos, pues le ayudan a tu cuerpo a recordar cómo se supone que debe funcionar. ¡La grasa es una herramienta de enseñanza! Y, conforme la quemas, el cuerpo aprende y hace memoria, de modo que, cuando termines la dieta, seguirás quemando la grasa que comas y utilizando la grasa acumulada como combustible. ¡Tu metabolismo funcionará como siempre ha debido hacerlo! Además, no volverás a almacenar más grasa de la necesaria.

UN DÍA TÍPICO EN FASE 3

En la fase 3 desayunarás durante la primera media hora después de haber despertado. Consumirás una grasa saludable, una proteína, una fruta, un tipo de grano y una verdura, tomados de la lista de alimentos de la fase 3. Por ejemplo, puedes desayunar un omelette (en esta fase usamos el huevo entero) con espinaca, jitomates y champiñones sobre pan tostado, o un tazón de avena con almendra cruda, duraznos y leche de almendra, además de unas rebanadas de pepino o apio con jugo de limón y sal.

FASE 3: REFRIGERIOS SUPERSIMPLES DE IMPACTO

Apio con mantequilla de almendra
Nueces y semillas crudas
Aguacate
Humus y pepino
Guacamole cremoso

En las recetas del capítulo once encontrarás más refrigerios de la fase 3.

Es fácil incluir verduras cuando comes huevo, pero no olvides comerlas también aunque desayunes avena o pan tostado. Esto ayudará a mantener abierta la puerta del transporte que expulsará la grasa y también mejorará la digestión saludable de las grasas. Las verduras tienen tantas enzimas útiles para el proceso que ¡es necesario comerlas! Queremos que las células grasas de tus nalgas y muslos se suban al vagón de las enzimas para que vayan a producir hormonas, músculo y energía.

Como refrigerio, puedes comer ¼ de taza de humus con verduras, y luego almorzar un envuelto de aguacate, lechuga y pavo, o una enorme ensalada de hojas verdes con pechuga de pollo, o un montón de verduras de esta fase aderezadas con aceite de oliva u otros aderezos de la fase 3. Para la cena también puedes recalentar las sobras de una cena anterior de la fase 3, pero no olvides el grano. O puedes disfrutar unos deliciosos camarones salteados o chili con aguacate.

Algunas veces mis clientes no tienen muy claro cómo incluir las grasas en sus comidas. La respuesta es: ¡con libertad! Por ejemplo, uno de ellos me preguntó: "Si comeré camarones salteados, ¿puedo agregarle aguacate a mi ensalada?" La respuesta es simple: ¡Sí! La razón es que sólo estás incluyendo grasas saludables, así que quiero que las consumas con libertad. Come el salteado, los aguacates, e incluso un aderezo de aceite de oliva. Baña tus verduras en humus o en guacamole. Embárrale mantequilla de almendras al apio. Es sano. Además, sólo lo harás durante tres días. Las grasas que consumes en esta fase vivifican el proceso termogénico. ¡Así que cómelas! Siempre que te apegues a la lista de alimentos de la fase 3 al final de este capítulo, vas por buen camino.

A continuación… las reglas del camino.

LISTA DE ALIMENTOS DE LA FASE 1

(Cuando sea posible, elige productos orgánicos.)

VERDURAS Y VERDURAS DE HOJA VERDE PARA ENSALADA (FRESCAS, ENLATADAS O CONGELADAS)

Apio (incluyendo hojas)
Berenjena
Betabel
Brócoli
Calabacita
Calabaza
Camote
Cebolla morada, blanca y amarilla
Cebollitas de cambray
Champiñones
Chayote
Chícharos
Chícharos japoneses
Chilacayote
Chile verde
Col, todos tipos
Col rizada
Espinaca
Espirulina
Flor de calabaza
Frijoles: ejotes, peruano, habas
Germinados
Jícama
Jitomate
Lechuga
Nabos
Nopal
Pepino
Pimientos
Poro
Retoños de bambú
Romeritos
Tomate verde
Zanahoria

FRUTAS (FRESCAS O CONGELADAS)

Chabacano
Durazno
Fresa
Guayaba
Higos
Kiwi
Limón: verde y amarillo
Mandarina
Mango
Manzanas
Melón
Melón dulce

Moras: zarzamoras, arándanos, frambuesas
Naranja
Papaya
Peras
Piña
Sandía
Toronja

PROTEÍNA DE ORIGEN ANIMAL

Atún blanco enlatado en agua
Aves de cacería: perdiz, faisán
Carne de búfalo, molida
Cerdo: lomo
Embutidos libres de nitratos: pavo, pollo, res en conserva
Gallina de Guinea
Huevos, sólo las claras
Pavo: pechuga, molida magra
Pescado: blanco del Nilo, basa, oriental, blanco, barbero
Pollo: sin piel, sin hueso, carne blanca
Res: filete magro, molida
Salchichas de pollo o pavo, libres de nitratos
Sardinas enlatadas en agua
Tocino de pavo (libre de nitratos)

PROTEÍNA DE ORIGEN VEGETAL

Frijoles secos o enlatados: flor de mayo, blancos, negros, bayos, pintos, peruano, alubias, habas
Lentejas

CALDOS, HIERBAS, ESPECIAS Y CONDIMENTOS

Ajo fresco
Caldos: res, pollo, verduras*
Cátsup, sin azúcar añadida, sin jarabe de maíz
Condimentos naturales: salsa tamari, sal de mar
Endulzantes: Stevia, xilitol
Especias: pimienta (negra, blanca), chile triturado, canela, polvo de cacao, comino
Extracto de vainilla o de menta
Hierbas frescas: cilantro, menta, perejil, romero
Hierbas secas: de todo tipo
Jengibre fresco
Mostaza: preparada, seca
Pepinillos
Vinagre: cualquier tipo

GRANOS Y ALMIDONES

Amaranto
Arroz integral: arroz, cereal, galletas, pasta
Arroz salvaje
Avena
Cebada
Espelta: pan, pasta
Harina de cacahuate
Leche de arroz
Pan de granos germinados
Quinoa
Tapioca
Trigo sarraceno

GRASAS SALUDABLES

No están incluidas en esta fase

* Los caldos deben estar libres de aditivos y conservadores siempre que sea posible.

LISTA DE ALIMENTOS DE LA FASE 2
(Cuando sea posible, elige productos orgánicos.)

VERDURAS Y VERDURAS DE HOJA VERDE PARA ENSALADA (FRESCAS, ENLATADAS O CONGELADAS)

Acelga
Apio
Arúgula
Berros
Brócoli
Cebolla morada, blanca y amarilla
Cebollitas de cambray
Chalotes
Champiñones
Col, todos tipos
Col rizada
Endivias
Espárragos
Espinaca
Espirulina
Frijoles: ejotes, peruano, habas
Germinado de mostaza
Hinojo
Lechuga romana
Pepino, todos tipos
Pimientos
Poro

FRUTAS (FRESCAS O CONGELADAS)

Limón: agrio y amarillo
Ruibarbo

PROTEÍNA DE ORIGEN ANIMAL

Animales de cacería: avestruz, alce, venado
Atún blanco enlatado en agua
Carne de búfalo
Carne seca: res, pavo
Cerdo: lomo
Cordero, cortes magros
Embutidos libres de nitratos: pavo, pollo, rosbif
Huevos, sólo las claras
Ostiones enlatados en agua
Pavo: pechuga, molida magra
Pescado: bacalao, blanco del Nilo, basa, oriental, blanco, barbero
Pollo: sin piel, sin hueso, carne blanca
Res: filete magro, cortes magros, molida
Salchichas de pollo o pavo, libres de nitratos
Sardinas enlatadas en agua
Tocino de pavo (libre de nitratos)

PROTEÍNA DE ORIGEN VEGETAL

No están incluidas en esta fase

CALDOS, HIERBAS, ESPECIAS Y CONDIMENTOS

Ajo fresco o en polvo
Caldos: res, pollo, verduras*
Cátsup, sin azúcar añadida, sin jarabe de maíz
Condimentos naturales: salsa tamari, sal de mar
Endulzantes: Stevia, xilitol
Especias: pimienta (negra, blanca), chile triturado,

* Los caldos deben estar libres de aditivos y conservadores siempre que sea posible.

canela, polvo de cacao, comino, sal de ajo
Extracto de vainilla o de menta
Hierbas frescas: cilantro, menta, perejil, albahaca, cebollín, eneldo
Hierbas secas: de todo tipo
Jengibre fresco
Mostaza: preparada, seca
Pepinillos
Salsa de rábano
Vinagre: cualquier tipo

GRANOS Y ALMIDONES

No están en incluidos en esta fase

GRASAS SALUDABLES

No están incluidas en esta fase

LISTA DE ALIMENTOS DE LA FASE 3

(Cuando sea posible, elige productos orgánicos.)

VERDURAS Y VERDURAS DE HOJA VERDE PARA ENSALADA (FRESCAS, ENLATADAS O CONGELADAS)

Aceitunas, todo tipo
Achicoria
Aguacate
Alcachofas
Alga
Apio
Arúgula
Berenjena
Berros
Betabel: hojas, raíz
Calabacitas
Camote
Cebollas
Cebollitas de cambray
Champiñones
Chayote
Chilacayote
Col, todos tipos
Col rizada
Colecitas de Bruselas
Coliflor
Espárragos
Espirulina
Flor de calabaza
Frijoles: ejotes, peruano, habas
Germinados
Hinojo
Jícama
Jitomates, frescos y enlatados
Lechuga escarola
Lechuga romana
Nopal
Palmitos, enlatados
Pepino
Pimientos
Poro
Rábanos
Romeritos
Tomate verde
Zanahorias

FRUTAS (FRESCAS O CONGELADAS)

Cerezas
Ciruelas
Duraznos
Limón, agrio y amarillo
Moras: zarzamoras, arándanos, frambuesas
Ruibarbo
Tunas

PROTEÍNA DE ORIGEN ANIMAL

Almejas
Atún blanco enlatado en agua

* Los caldos deben estar libres de aditivos y conservadores siempre que sea posible.

Aves de cacería: faisán
Calamares
Callo de hacha
Camarones
Cangrejo, carne
Carne de búfalo
Cerdo: lomo, chuletas
Conejo
Cordero
Hígado
Huevos, enteros
Langosta
Ostiones
Pavo
Pescado: blanco, basa, arenque, trucha
Pollo: sin piel, sin hueso, carne blanca u oscura
Res: filete magro, bistec
Salchichas de pollo o pavo, libres de nitratos
Salmón, fresco, congelado o ahumado (libre de nitratos)
Sardinas enlatadas en agua

PROTEÍNA DE ORIGEN VEGETAL

Frijoles secos o enlatados: flor de mayo, blancos, negros, bayos, pintos, peruano, alubias, habas
Garbanzos
Leche de almendra sin endulzar
Lentejas

GRANOS

Arroz integral negro
Arroz salvaje
Avena
Cebada
Pan de granos germinados
Quinoa

CALDOS, HIERBAS, ESPECIAS Y CONDIMENTOS

Ajo fresco
Algarrobo
Caldos: res, pollo, verduras*
Condimentos naturales: salsa tamari, sal de mar
Endulzantes: Stevia, xilitol
Especias: pimienta (negra, blanca), chile triturado, canela, polvo de cacao, polvo de curry
Extracto de vainilla o de menta
Hierbas frescas: cilantro, menta, perejil, albahaca, cebollín, eneldo
Hierbas secas: de todo tipo
Jengibre fresco
Pasta de jitomate
Pepinillos
Salsa

GRASAS SALUDABLES

Aceites: semilla de uva, oliva, ajonjolí
Aguacate
Humus
Mantequillas y cremas crudas de nueces o semillas
Mayonesa de cártamo
Nueces, crudas: almendras, castañas, pecanas, pistachos, avellanas, piñones, nueces
Semillas, crudas: lino, cáñamo, calabaza, ajonjolí, girasol
Tahina

* Los caldos deben estar libres de aditivos y conservadores siempre que sea posible.

CAPÍTULO CUATRO

Reglas del metabolismo acelerado: qué hacer y qué no hacer

Ahora que sabes cómo y por qué funciona la dieta, es momento de que la hagamos funcionar a tu favor. En este capítulo asentaré las reglas. Te diré exactamente qué necesitas comer (y cuáles son los pocos alimentos que están fuera de los límites) durante los próximos 28 días para que la pérdida de peso sea una realidad. Despídete por 28 días de la cotidianidad: ésta es tu sesión intensa de reparación. Si deseas que funcione, tendrás que seguir las reglas. No se vale discutirlas ni desviarse de ellas. Durante las próximas cuatro semanas, este conjunto de reglas no es negociable.

Ahora bien, son reglas sencillas y claras. No hay nada que temer. Quiero que *confundas a tu cuerpo para perder peso*, pero no pretendo que el confundido seas *tú*.

La idea es que sea divertido. Así que aquí va una regla que te va a gustar: tienes que comer. De hecho, la primera regla de la dieta del metabolismo acelerado es que tienes que comer cinco veces al día, todos los días. En total, son 35 veces a la semana. ¡No hagas trampa y te saltes una comida! Comerás, y comerás mucho. Y aun así vas a bajar de peso.

Sin embargo, no lo lograrás si no comes según el plan estratégico que he diseñado. Las reglas son cruciales si quieres que la dieta funcione.

D.I.E.T.A

Es hora de hacer las paces con la DIETA, y no con la palabra *dieta*, sino con el acrónimo D.I.E.T.A.: Debo Ingerir Estratégicamente Todos mis Alimentos.

Quiero que todos los días te hagas las siguientes preguntas:

- ¿Ingerí mis alimentos cada tres o cuatro horas?
- ¿Desayuné durante la primera media hora después de despertarme?
- ¿Comí lo correspondiente a la fase en la que estoy?
- ¿Consumí suficientes carbohidratos complejos (fase 1), proteína magra y verduras verdes (fase 2), o grasas saludables (fase 3)?

Debo Ingerir Estratégicamente Todos mis Alimentos. Éste es tu nuevo mantra. Cuando pienses en DIETA, no quiero que lo asocies de nuevo con pasar hambre o privarte. La nueva DIETA consiste en comer.

Si vas a seguir el plan, debes ser consciente de que deberás cambiar algunas de tus costumbres, aun si no quieres. No te haré comer algo a lo que seas alérgico, algo que vaya en contra de tus creencias o que en verdad detestes. Mis reglas permiten todas estas diferencias. Si te rompieras la pierna, no le dirías al médico: "Ay, no, doctor. Lo siento, pero no usaré esa férula. No va con mi estilo. Y tampoco se me antoja usar las muletas". Claro que no lo dirías. Si estuviera rota, usarías la férula. Seguir las instrucciones del doctor es necesario por cuestiones médicas. Del mismo modo, seguir mis reglas de reparación es necesario por cuestiones metabólicas.

Léelas con cuidado. Regresa a ellas cuantas veces sea necesario. Son aplicables a todas las fases y aportan instrucciones específicas para cada fase que son cruciales. Aunque no son "para siempre", te sentirás tan saludable y lleno de energía durante los próximos 28 días que querrás *apegarte* a algunas de ellas —o tal vez a todas— por el resto de tu vida. Recuerda que ninguno de nosotros necesita la cafeína o los edulcorantes artificiales para sobrevivir. Aun cuando no creas del todo la teoría de que algunas de las cosas que eliminaremos durante las siguientes cuatro semanas tienen un impacto negativo en tu salud, puedo asegurarte que no encabezan la lista de las cosas que yo usaría para mejorar tu salud.

QUÉ HACER Y QUÉ NO HACER PARA TENER UN METABOLISMO ACELERADO

Qué hacer

Regla 1: Debes comer cinco veces al día, 35 veces a la semana

Es decir, el día se divide en tres comidas y dos refrigerios. La buena noticia es que comerás 35 veces a la semana. Cuando afirmo que no morirás de hambre o te abstendrás de comer frutas, carbohidratos, grasas o proteínas, ¡lo digo en serio!

No puedes saltarte comidas ni refrigerios. Esto es crucial para reparar el metabolismo y no es negociable. No me importa si crees que no tienes hambre. Tienes que comer.

Regla 2: Debes comer cada tres o cuatro horas, excepto mientras duermes

Esto implica que tal vez debas comer más de cinco veces al día. Si te desvelas o pasas más de tres o cuatro horas sin comer, debes agregar un refrigerio adicional, de acuerdo con la fase en la que estés. Por ejemplo, si terminas de cenar a las 7:00 p.m. y no te vas a dormir sino hasta las 11:00 o 12:00 de la noche, debes comer un refrigerio de tu fase tres o cuatro horas después de haber terminado de cenar. Si te preocupa cómo pueden encajar tantas comidas en una agenda muy apretada, guarda la calma. Mis clientes son gente increíblemente ocupada, igual que tú, y se dan tiempo para comer cada tres o cuatro horas. La clave está en ajustarlo a tus horarios. El siguiente cuadro contiene algunos ejemplos de cómo hacerlo si tienes un horario más o menos fijo, si eres madrugador, si te levantas tarde o si trabajas turnos en las noches. La última fila está vacía para que pongas tus propios horarios típicos:

	DESPERTAR	DESAYUNO	REFRIGERIO	ALMUERZO	REFRIGERIO	CENA
Horario fijo	7:00 a.m.	7:30 a.m.	10:00 a.m.	1:00 p.m.	4:00 p.m.	7:00 p.m. (termina 8:00 p.m.)
Madrugador	5:00 a.m.	5:30 a.m.	8:30 a.m.	11:00 a.m.	2:00 p.m.	5:00 p.m.
Despierta tarde	9:00 a.m.	9:30 a.m.	11:30 a.m.	2:30 p.m.	5:00 p.m.	8:00 p.m.
Trabajador nocturno	2:00 a.m.	2:30 a.m.	5:30 a.m.	8:30 a.m.	11:30 a.m.	2:30 p.m. (termina 3:00 p.m.)
Tú						

Regla 3: Debes desayunar durante la primera media hora después de despertar. Todos los días

No esperes para desayunar. Si necesitas salir corriendo y no tienes tiempo para sentarte a comer bien, puedes tomar el refrigerio de la mañana primero y el desayuno cuando llegues a la oficina. Pero debes comer algo durante la primera media hora, de modo que tu cuerpo no trabaje sin combustible. Otra cosa: *no te ejercites* sin algo en el estómago. Suelo decirles a mis clientes: "No te prives de comida y luego te prives en la caminadora". Tal vez creas que quemas más grasa así, pero en realidad es una de las peores cosas que le puedes hacer a tu metabolismo.

Regla 4: Debes seguir el plan las cuatro semanas completas

Hay una razón por la que el plan dura 28 días: para seguir el ritmo circadiano natural del cuerpo. Las semanas enteras pueden repetirse una y otra vez si necesitas perder más peso, pero el compromiso inicial debe ser por cuatro semanas completas para lograr una auténtica reparación de todas las fases del cuerpo. Es como barrer el patio. No te llevas todo en la primera pasada, así que tienes que regresar para capturar la basura restante.

Regla 5: Debes apegarte a los alimentos permitidos en cada fase

Hazlo *religiosamente*. Si estás en la fase 1 y se te antoja algo que no está en el mapa de comidas o en la lista maestra de la fase 1, *no lo comas*. Lo mismo vale para las otras dos fases.

Hay alimentos que no están en las listas o los mapas. No es un error. Están ausentes por una buena razón. En la sección de "Qué no hacer" te explicaré por qué. Por ahora recuerda que si no está en la lista o en los mapas, no lo comerás durante los siguientes 28 días.

Regla 6: Debes seguir el orden de las fases

Esto significa que harás dos días de la fase 1, luego dos días de la fase 2, seguidos de tres días de la fase 3. Es más difícil perderte si empiezas la dieta el lunes.

Como ya vimos en el capítulo anterior, cada una de las fases está diseñada para lograr un objetivo específico (**sosegar**: calmar al cuerpo para facilitar la absorción de nutrientes; **desbloquear**: desarrollar músculo y liberar la grasa almacenada, y **desatar**: quemar grasas) y van en un orden particular por esta razón.

Regla 7: Debes beber la tercera parte de tu peso en onzas líquidas de agua todos los días

Por ejemplo, si pesas 200 libras, debes tomar 100 onzas líquidas de agua al día (3 litros). Si pesas 180 libras, debes tomar 90 onzas líquidas de agua (o 2.6 litros). Una vez que hayas cumplido con este requerimiento, puedes tomar té herbal sin cafeína o hacerte limonada con limones frescos y endulzarla con Stevia o xilitol (mas *no* con azúcar, miel, jarabe de maple o néctar de agave). Sin embargo, el té y la limonada no cuentan en el total de agua que debes beber cada día.

Limita el número de bebidas endulzadas naturalmente a no más de dos por día. No se trata de que tus papilas gustativas se acostumbren al sabor de las bebidas dulces, aun si no tienen valor glucémico alguno. Y recuerda: ¡el agua es primero!

Regla 8: Consume productos orgánicos siempre que sea posible

Sé que en ocasiones los alimentos orgánicos son más costosos y que no toda la gente cree que sean mejores para la salud. No discutiré eso ahora, pero es un hecho que cualquier producto químico sintético que introduzcas a tu organismo —incluyendo aditivos, conservadores, pesticidas, insecticidas y hormonas— se procesa en el hígado. Esto absorbe tiempo y energía que podría utilizarse para reparar tu metabolismo. Recuerda que mi intención es ser codiciosa con la energía del hígado. Así que procura comer alimentos lo más libres de sustancias químicas sintéticas posible. También intenta mantener tu ambiente libre de estas sustancias. No es buen momento para pintar el interior de tu casa o cambiar la alfombra, pues los productos químicos ambientales también entran al organismo y pasan por el hígado. No queremos que éste se distraiga del trabajo que le hemos encargado: quemar grasas.

SÓLO MANTEQUILLAS DE NUECES CRUDAS PROVENIENTES DE ÁRBOLES, ¡POR FAVOR!

Hay posibilidad de conseguir en el mercado mantequillas de nueces crudas tan deliciosas que no extrañarás la mantequilla de cacahuate con la dieta del metabolismo acelerado. Soy amante de la mantequilla de cacahuate, pero como es uno de los productos más contaminados (pues el cacahuate crece a ras del suelo y contiene muchos productos agroquímicos) y porque no se suele procesar crudo (es muy grumoso), no será parte de tu vida durante los próximos 28 días. Si la consumes después de terminar la dieta, elige alguna que sea orgánica y no tenga endulzantes añadidos. Por ahora, intenta conseguir alguna mantequilla de avellana, almendra, ajonjolí o semillas de girasol crudas. Son deliciosas. O puedes prepararlas tú mismo. Ni siquiera te acordarás de los cacahuates.

Regla 9: Las carnes deben estar libres de nitratos

Los nitratos son sustancias que suelen agregarse a los embutidos y curados, como el tocino, el tocino de pavo, las salchichas, la carne seca y los embutidos en general (incluso aquellos que están detrás del mostrador), para impedir el crecimiento de bacterias y evitar que se descompongan con rapidez. Para ello, los nitritos disminuyen la velocidad de descomposición de las grasas en la carne, pero también disminuyen la descomposición de la grasa en el cuerpo, justo cuando intentamos hacer lo contrario: ¡derretirla a gran velocidad!

Elige entonces carne curada y preservada de forma natural, como productos conservados en jugo de apio y sal marina. Éstos son alimentos seguros. Lee las etiquetas y la lista de ingredientes en busca de frases como "libre de nitratos" o "curada con métodos naturales", o pregúntale al carnicero si la carne ha sido preservada con nitritos. Los productores locales de carne orgánica suelen ofrecer opciones libres de nitratos. Sólo recuerda que esta carne no dura tanto, así que congélala hasta el día antes de consumirla.

Regla 10: Haz ejercicios acordes con cada fase

La dieta del metabolismo acelerado se concentra en la comida, pero no es lo único.

FASE 1: Por lo menos un día haz ejercicio cardiovascular vigoroso, como correr, hacer escaladora elíptica o tomar una clase de ejercicios aeróbicos.

FASE 2: Por lo menos un día haz entrenamiento de fuerza con levantamiento de pesas.

FASE 3: Por lo menos un día haz alguna actividad que disminuya el estrés, como yoga o respiración profunda, o disfruta un buen masaje. No es una "actividad" como tal, pero incrementa el flujo de sangre a las áreas adiposas del cuerpo, reduce los niveles de cortisol y hace el trabajo que necesitamos en esta fase.

Qué no hacer

Si te ganó la curiosidad y checaste las recetas, mapas de comidas y listas de alimentos, habrás notado que hay algunas cosas que estás acostumbrado a comer y otras que no están en ninguna de las listas. Tengo buenas razones para haberlas quitado del menú de forma temporal. Dichos alimentos dificultan, si no es que imposibilitan, la reparación y el restablecimiento del metabolismo.

Estamos juntos en esto, así que no perdamos de vista que el objetivo es perder peso. No se trata de que renuncies a esos alimentos para siempre. Sin embargo, por ahora, no los comerás. Si estás conmigo, permíteme explicarte por qué.

Regla 1: Nada de trigo

La agroindustria del trigo registra movimientos de miles de millones de dólares cada año. Para incrementar la cosecha y, por tanto, las ganancias, los agricultores han desarrollado variedades híbridas de trigo que lo hacen lo suficientemente resistente para aguantar las condiciones ambientales más extremas (no olvides que también tengo formación agrónoma y tomé varias clases al respecto). Como resultado, no sólo se ha vuelto indestructible en el campo, sino que también es casi imposible de descomponer en el cuerpo. Dicho de otro modo, es muy difícil para el cuerpo digerirlo y extraer sus nutrientes.

Piénsalo así: si el trigo soporta granizadas y es resistente a las pestes, ¿qué posibilidades tiene tu cuerpo de descomponerlo? Entre otras cosas, causa inflamación, hinchazón, gases, retención de líquidos y fatiga.

Tal vez parezca intimidante hacer una dieta sin trigo, pero te prometo que no lo extrañarás. Hay muchos otros carbohidratos saludables que puedes consumir ahora, como arroz integral, arroz salvaje, cebada o quinoa, así como pan hecho de granos germinados o de espelta.

Quizá no estés acostumbrado a comer estos granos, pero es posible encontrarlos (así como otros alimentos de la lista) en supermercados grandes, tiendas de productos orientales o de productos naturistas u orgánicos. El trigo germinado es la única excepción a esta regla, así que busca los panes hechos con trigo germinado o libres de trigo, los cuales en ocasiones están en la sección de congelados (para que se mantengan frescos). Solicítalos en las tiendas, pues tenemos derecho a que se nos ofrezcan más opciones alimenticias. Suelen estar dispuestos a ordenar algún producto si saben que lo comprarás.

Regla 2: Nada de maíz

El maíz es uno de los peores enemigos del metabolismo. Esto se debe a que los agricultores, al igual que hacen con el trigo, lo han modificado genéticamente de forma drástica para incrementar la producción. Sin embargo, hay otra razón. Si eres vegetariano, tal vez quieras saltarte la siguiente oración: cuando los ganaderos quieren incrementar el marmoleado de la carne (ese tejido blanco que le da sabor) y así aumentar su valor comercial, alimentan a las reses con grandes cantidades de maíz antes de enviarlas al matadero. Dicho de otro modo: maíz equivale a grasa rápida. También es un recurso que se utiliza cuando los caballos han perdido mucho peso y deben prepararlos para una exhibición. En esencia, los granos de maíz se han convertido, gracias a la magia de la ingeniería genética, en grandes reservas de azúcar que impulsan la producción de grasa. Si comes mucho maíz, tendrás más valor comercial, pero no serás una maravilla metabólica.

Varios de mis clientes son actores, y de vez en cuando alguno o alguna me pide que lo ayude a subir de peso para un papel en el que necesitan verse regordetes. El maíz es uno de mis trucos infalibles. Si quieres parecer embarazada o tener un abdomen redondito, cachetes inflados y brazos gordos, come maíz. Si quieres un metabolismo acelerado, no lo hagas.

Regla 3: Nada de lácteos

"¡Pero aaaaaaamo el queso!", suelen quejarse mis clientes. Te entiendo. El queso sabe bien. Pero, al igual que todos los demás productos lácteos, tiene una cantidad de proteínas, grasas y azúcares que hacen estragos cuando se intenta reparar el metabolismo. La velocidad de metabolización de los azúcares de la lactosa (el azúcar de la leche) en los lácteos es muy alta, como también lo es su contenido de grasa de origen animal.

Sé lo que dirán quienes han hecho todas las dietas del mundo: ¿qué hay del queso cottage bajo en grasas y del yogur griego? Estos alimentos son benéficos para la salud, como lo es la proteína, y pueden tener cabida en tu vida, pero no durante los siguientes 28 días. Contrario a lo que puedas pensar, los peores lácteos son aquellos no orgánicos y libres de grasa. En lo que a lácteos respecta, repite conmigo: "Si dice ser libre, déjalo ir". Los lácteos libres de grasa hacen lentísimo al metabolismo.

Otro de los problemas de los lácteos es que estimulan la producción de hormonas sexuales de formas que bloquean al metabolismo. Incluso los productos orgánicos contienen aminoácidos que alteran el equilibrio de las hormonas sexuales. Yo utilizo lácteos de leche entera en mi dieta de fertilidad, y les recomiendo a muchas mujeres que intentan embarazarse que beban leche entera orgánica. Pero en este plan de alimentación no es apropiado.

No te preocupes. Hay otras opciones. Puedes consumir leche de arroz sin endulzantes durante la fase 1, así como leche de almendra o de coco sin endulzantes durante la fase 3. En la fase 2 está prohibido consumirlas, pero sólo son dos días de la semana. ¡No te desanimes!

Regla 4: Nada de soya

Lo lamento mucho, amantes de la soya. Es cierto que el tofu, el edamame y el tempeh sin modificación genética son alimentos saludables, en particular si no consumes proteína animal, pero no cuando vas a reparar tu metabolismo. La soya es estrogénica por naturaleza, lo cual quiere decir que contiene estrógenos vegetales que se asemejan a los que produce el cuerpo, y no hay mejor sustancia que éstos para aumentar la grasa abdominal. Además, la soya está modificada genéticamente, lo que dificulta su descomposición dentro del cuerpo.

En la producción ganadera convencional, la soya se utiliza como relleno en la comida del ganado para incrementar la absorción de proteína de forma económica, al igual que muchos restaurantes de comida rápida agregan proteína de soya a las hamburguesas. El efecto estrogénico de la soya también provoca un aumento rápido de peso: ¡buenas noticias para el ganado!, pero malas para ti.

Tenía un cliente, un actor, que estaba extremadamente en forma, delgado y saludable. Necesitaba parecer un alcohólico empedernido, como si llevara una semana sin parar de beber y su vida se estuviera saliendo de control por completo. Tenía 14 días para ayudarlo a entrar en el personaje. ¿Problemático? Para nada. Sabía bien lo que tenía que hacer. Le di de comer cantidades brutales de soya, y en 14 días se veía como si llevara años entrándole con todo al alcohol. La soya hace lento el metabolismo, así que no le des cabida en tu vida, o al menos no durante los siguientes 28 días. (Aunque no me molestaría que no la volvieras a comer.)

No se preocupen, amigos vegetarianos. Hay muchos otros alimentos altos en proteínas que no son de origen animal en la dieta del metabolismo acelerado. Todos los mapas de comidas del libro incluyen opciones vegetarianas.

Sólo hay una excepción a la regla: salsa de soya de la variedad tamari. Esto se debe a que se extrae de un producto de soya fermentado que no contiene el mismo factor estrogénico que te infla.

Regla 5: Nada de azúcar refinada

El azúcar refinada es una fuente muy concentrada de energía rápida. Cuando el cuerpo se satura de ella, cuando está a pedir de boca, el cuerpo debe esforzarse demasiado para mantener niveles normales de azúcar en la sangre y para que no pierdas la conciencia, mucho menos la vida. Mantener la normalidad se vuelve casi imposible ante la presencia de demasiada azúcar refinada, pues llega al torrente sanguíneo con gran rapidez. Para eliminarla, el cuerpo se apresura a enviarla a las células grasas, de modo que no dispare más los niveles de azúcar en la sangre. Es un mecanismo de supervivencia. Así que, cuando consumes azúcar refinada, básicamente se la estás inyectando directo a las células grasas.

Apenas dos cucharaditas de azúcar refinada pueden inhibir la pérdida de peso durante tres o cuatro días. Digamos que sales de fiesta y te tomas un vaso de refresco o una rebanada de pastel. Dile adiós a la pérdida de peso hasta la próxima semana. Peor aún, tendrás antojo de más azúcar, y será un antojo *brutal.* Los días posteriores al consumo de azúcar son los más difíciles para intentar evitarlo. Muchos estudios en animales sugieren que es tan adictiva para el cerebro y el cuerpo como la cocaína.

El azúcar refinada también provoca un efecto supresor en el sistema inmunológico. *Apenas dos cucharaditas de azúcar refinada disminuyen el conteo de células T* (el tipo de glóbulos blancos que son fundamentales para mantener el sistema inmune fuerte y funcional) *a la mitad durante dos horas después de comer*, lo cual te hace más vulnerable a infecciones y enfermedades.

También te interesará saber que el azúcar refinada es muy impura. Muchas azúcares refinadas están combinadas con una glicoproteína que provoca que pasen con mayor rapidez por la pared intestinal. Peor aún, y esto es algo que los vegetarianos deben saber, dicha proteína proviene de la sangre de los cerdos o de huesos triturados. Los ingredientes de origen animal que se usan en el proceso no necesitan figurar en el empaque, pero ahí están, sin duda. ¡Qué asco! ¡Fuera de aquí! Al menos por las próximas cuatro semanas.

Regla 6: Nada de cafeína

Es importante que sepas que la cafeína estresa demasiado las glándulas suprarrenales. Éstas son fundamentales para regular los niveles de azúcar en la sangre, mantener los niveles de cortisol (hormona de estrés) a raya y regular la epinefrina y norepinefrina, esas hormonas de reacción de "lucha o fuga". Las suprarrenales también ayudan a regular la aldosterona, la cual controla la metabolización de la grasa y regula el almacenaje de azúcar y el desarrollo de músculo.

La cafeína obliga al cuerpo a ir más allá de su estado saludable de energía, la cual roba constantemente de tus reservas, y te deja vacío y sin recursos cuando en verdad los necesitas. Sí, sé que el café y la cafeína son conocidos por disminuir el apetito y contribuir a la pérdida de peso, pero en realidad sólo lo hacen en el caso de personas que llevan dietas demasiado bajas en carbohidratos y calorías. Éstas son las dietas que debes hacer toda la vida para alcanzar tu meta de pérdida de peso, porque, si regresas a comer de manera normal, lo recuperarás todo, y hasta más. Quienes desean ser capaces de vivir la vida y comer comida la llevan mejor si se liberan del hábito de tomar café durante los siguientes 28 días… o incluso para siempre.

También debes saber que el café descafeinado no carece de cafeína por completo. Dependiendo de la marca, puede contener entre 13 y 37% de la cafeína del café regular. Si no estás dispuesto a abandonar el café por ahora, tu mejor opción es conseguir café orgánico descafeinado. Sólo recuerda que seguirás recibiendo una dosis de cafeína que estresará tus suprarrenales.

Si insistes en que no puedes vivir sin tu café de la mañana, *debes* comer antes de tomarlo. Ingerir café con el estómago vacío hace que el cuerpo comience a extraer azúcar de los músculos para mantener a las hormonas suprarrenales que la cafeína estimula. Tomar cafeína antes del desayuno asfixia al metabolismo, aunque no sea café, pues también está presente en el té negro, el té verde y el té blanco.

El punto es que la cafeína no es indispensable para la vida. No es un mineral que el cuerpo requiera. Tal vez no estés de acuerdo, pero debes saber que ingerir cafeína es la mejor forma de arruinar tu metabolismo.

Sé que es difícil. La cafeína es adictiva a nivel fisiológico y emocional, y la abstinencia puede ser dura. La buena noticia es que, después de tres o cuatro días de síntomas pesados, pasará. Ya no habrá bajones vespertinos ni necesidad obsesiva de una inyección de energía. Quitarse el peso de la cafeína de los hombros es muy liberador y se siente de maravilla.

Aquí van algunos trucos que uso para ayudar a mis clientes a lidiar con la abstinencia de cafeína:

- Canela, en el batido de la mañana.
- Manzanilla, que puede calmar los dolores de cabeza.
- Gingko biloba, un vasodilatador que también es de ayuda con los dolores de cabeza.
- Paciencia. No olvides que en unos cuantos días te despertarás sintiéndote mejor que nunca.

Regla 7: Nada de alcohol

Lo sé. Te gusta tomar una copa de vino con la comida, o una margarita, o lo que sea. Jamás te diría que no volverás a probar una gota de alcohol. La cosa es que el alcohol también es procesado en el hígado. Esto implica monopolizar uno de los órganos principales que intentamos sanar. No es un juicio moral contra el alcohol. Ni siquiera es por las calorías vacías. Es por tu metabolismo.

Además del trabajo extra para el hígado, hay más razones por las cuales debes evitar el alcohol durante las siguientes cuatro semanas. El alcohol tiene un alto contenido de azúcar, la cual se absorbe con rapidez en el flujo sanguíneo. Esto es justo lo que *no* queremos. Te diré cómo incorporar alcohol de forma sana en tu vida con metabolismo acelerado en el capítulo diez. Sin embargo, durante los próximos 28 días perderás peso más rápido y tu metabolismo entrará en calor de forma más efectiva si te limitas a beber agua mineral con limón.

Regla 8: Nada de frutas secas ni jugos de frutas

Las pasas, los arándanos y los chabacanos secos son buenos tentempiés, de vez en cuando, mas no durante este proceso. Su concentración de azúcar es muy alta y la fibra que contienen es muy fácil de descomponer. Cuando consumes frutas secas o bebes jugos de frutas, el azúcar llega demasiado rápido al torrente sanguíneo, al igual que ocurre con las azúcares refinadas. Esto obliga al cuerpo a almacenar el exceso de azúcar en las células grasas. En especial el jugo incrementa la velocidad de absorción de azúcar, porque, aunque un vaso de jugo tenga las mismas onzas de azúcar que una naranja en rebanadas, la fibra de ésta reduce la velocidad de absorción del azúcar en la sangre. Podrás volver a comer pasas con tu avena y un vaso pequeño de jugo de naranja de vez en cuando, pero no durante las próximas cuatro semanas.

Regla 9: Nada de edulcorantes ni endulzantes artificiales, y
Regla 10: Nada de alimentos de "dieta" libres de grasa

Suelo decirles a mis clientes: "Prefiero una orden judicial que comida artificial". Si el empaque dice "No sé qué de dieta" o "No sé qué cero calorías" o "No sé qué 0% grasa", ponlo donde estaba y aléjate de la estantería tan rápido como puedas. Nada de cenas de dieta congeladas, nada de comida chatarra empacada. Ah, y nada de tentempiés prefabricados de "menos de 100 calorías".

No es malo buscar la conveniencia. De hecho, algunas compañías ya empiezan a diseñar alternativas saludables de alimentos "para el camino". Sin embargo, en esta dieta tú prepararás tus propios refrigerios empacados y cenas congeladas a partir de comida real, o encontrarás alternativas frescas y reales en restaurantes y cafeterías. Es fácil, conveniente y delicioso, y lo mejor de todo es que puedes hacerlo.

Ah, y, por favor, deshazte de todos esos sobrecitos rosas, amarillos y azules de azúcar artificial. Son veneno para el cuerpo y el metabolismo. Si necesitas algún endulzante, usa alternativas naturales, como Stevia o xilitol.

Pues bien, éstas son las reglas.

LA VIDA SECRETA DE LAS ALERGIAS ALIMENTICIAS

Irónicamente, los alimentos que más se te antojan pueden ser aquellos a los cuales tu cuerpo es más intolerante. Cuando era niña, solía tener un deseo brutal de comer mantequilla, la cual devoraba directamente de la barra. Qué asco, ¿no crees? No podía evitarlo. También padecía un incómodo salpullido. No sabía que ansiaba comer grasa porque mi cuerpo la necesitaba. Ahora sé que debo comer grasas buenas, pero también soy intolerante a los lácteos. Cuando dejé de consumirlos, mi piel se recuperó.

¿Cuál es tu debilidad, tu ansia oculta?

A veces les pregunto a mis clientes: "Imagina que tengo una varita mágica y puedo hacer que tu comida favorita y más deseada se vuelva el alimento más saludable del planeta. ¿Qué elegirías?" Aceptan con algo de vergüenza que son adictos a los carbohidratos o tienen antojos incontrolables de azúcar, chocolate o queso. Es entonces cuando les sugiero con delicadeza que tal vez son esos mismos alimentos los que deben eliminar de sus dietas, al menos durante un rato.

LAS REGLAS

Estas reglas son simples y más fáciles de seguir de lo que crees. Si necesitas más incentivos, piensa que seguirlas te permitirá sentirte de maravilla. Muchos de mis clientes se enamoran de cómo se sienten e incorporan estas reglas en sus estilos de vida cotidianos sin mirar atrás. Si ya se te olvidaron, sólo recuerda lo fundamental: come cinco veces al día y sólo alimentos que estén en las listas de cada fase.

UN VISTAZO A LAS REGLAS

QUÉ HACER

Regla 1: Debes comer cinco veces al día: tres comidas y dos refrigerios al día. No se vale saltarse comidas o refrigerios.

Regla 2: Debes comer cada tres o cuatro horas, excepto mientras duermes.

Regla 3: Debes desayunar durante la primera media hora después de despertar. Todos los días.
Regla 4: Debes seguir el plan las cuatro semanas completas.
Regla 5: Debes apegarte a los alimentos permitidos en cada fase. Religiosamente. Va de nuevo: sólo come lo que esté en la lista de alimentos de la fase en la que estés.
Regla 6: Debes seguir el orden de las fases.
Regla 7: Debes beber la tercera parte de tu peso en onzas líquidas de agua todos los días.
Regla 8: Elige orgánico siempre que sea posible.
Regla 9: La carne debe ser libre de nitratos.
Regla 10: Debes ejercitarte tres veces a la semana, de acuerdo con la fase en la que estés.

QUÉ NO HACER

Regla 1: Nada de trigo.
Regla 2: Nada de maíz.
Regla 3: Nada de lácteos.
Regla 4: Nada de soya.
Regla 5: Nada de azúcar refinada.
Regla 6: Nada de cafeína.
Regla 7: Nada de alcohol.
Regla 8: Nada de fruta seca o jugos de fruta.
Regla 9: Nada de edulcorantes o endulzantes artificiales.
Regla 10: Nada de alimentos "de dieta" libres de grasa.

Sobre todo, recuerda el acrónimo D.I.E.T.A.: ¡Debo Ingerir Estratégicamente Todos mis Alimentos!

CAPÍTULO CINCO

ANALIZA TU VIDA: HAZ QUE LA DIETA FUNCIONE A TU FAVOR

Sé que he sido bastante mandona y que quiero que todo se haga a mi manera. Tengo buenas razones: en momentos como éstos necesitas alguien con mano dura que te aprecie. Pero si acaso creíste que no te iba a permitir tomar tus propias decisiones, este capítulo te convencerá de lo contrario. De hecho, *quiero* que personalices la dieta del metabolismo acelerado para que se ajuste a *tu* estilo de vida. Es tu cuerpo, tu comida, tu salud y *tu* dieta. Debes seguir mis reglas —eso no está en duda—, pero también puedes adaptar la dieta del metabolismo acelerado a tus circunstancias personales, de modo que puedas hacerla bien, como parte de tu vida, en el mundo real.

Una vez tuve un cliente que entró a mi oficina y, antes de siquiera tomar asiento, comenzó a aleccionarme: "Mira, haré la dieta y estoy dispuesto a escucharte, pero debes saber que no puedo comer esto, ni aquello, ni esto otro…"

"A ver, espera un poco", le dije, con la mano levantada. "Siéntate. Hablemos al respecto. Juntos podemos elegir qué puedes comer y qué no, qué estás dispuesto a hacer y qué no. Entonces haremos un compromiso adecuado para ambos, y me escupiré en la palma de la mano y tú en la tuya, y cerraremos el trato, ¿OK?"

Hay tantas variables involucradas en la pérdida de peso exitosa, y si no las consideras es como prepararte para fracasar. Quiero que mi plan se convierta en *nuestro* plan. Deseo que juntos personalicemos la dieta para negociar un acuerdo que no te ponga en riesgo ni ponga en riesgo la pérdida de peso sustancial.

Casi siempre los clientes nuevos llegan a mi consultorio en medio de un ataque de pánico. Saben que comenzarán una "dieta" y se alteran por sus propios prejuicios sobre las dietas. A veces dicen cosas como: "Va a ser un martirio", o "Sé que me la pasaré mal", o "Sé que será lo más difícil que haya hecho en la vida". Incluso afirman cosas aún más fatalistas, como: "Soy incapaz de bajar de peso, pero lo intentaré", o "Te apuesto que seré el único cliente al que no le funcionará tu dieta", o "Estaré agradecido aunque sólo baje unas cuantas libras".

Momentos como éstos me parten el corazón. Mi larga experiencia en el campo de la nutrición me ha enseñado lo difícil y doloroso que puede ser para algunas personas perder peso, y lo común que es que lo recuperen a pesar de sus esfuerzos.

Pero te prometo que esta vez será diferente. Sí, mi programa es estricto e insisto en que lo sigas al pie de la letra. Muchos aspectos de la dieta del metabolismo acelerado no son negociables, pero no es dolorosa y hay muchos otros aspectos que sí son adaptables y personalizables. Hazla tuya. Deja de pensar que será una sentencia de encarcelamiento impuesta por alguien más por tu supuesto propio bien.

Quiero saber qué es lo que te gusta, cuáles son los alimentos que amas. Deseo conocer las partes buenas, malas y feas de tu pasado alimenticio, sin juzgarte. ¿Cuáles son tus obsesiones? Las mías son la crema ácida, la mantequilla, el helado, los aguacates y la mayonesa (se nota que me gusta la comida cremosa, ¿verdad?). Odio los caramelos, pero me encantan el chili y las sopas. Puedo comer piña hasta que se me caigan los labios, pero no soy muy fan de las manzanas.

También soy idealista. Todos los lunes por la mañana comienzo con una actitud entusiasta, pero luego ocurre alguna "catástrofe" en una de las clínicas o en la escuela de mis hijos. Debo correr al aeropuerto o dar una entrevista. Debo entrevistar a un nuevo chef y probar montones de recetas. Así que me preparo para lo peor y tengo mis propios refrigerios de impacto en cada auto y oficina, e incluso en mi portafolio. Cada vez que llego a casa me reabastezco. Pero mis semanas siempre son un reto, así que procuro que mi alimentación no lo sea.

¿QUIÉN ERES?

¿Qué hay de ti? ¿Qué alimentos te resultan irresistibles? ¿Cuáles no te encantan? ¿Eres quisquilloso o te comes lo que te pongan enfrente?

¿Cómo suelen ser tus semanas? ¿Cuándo tiendes a triunfar y en qué cosas sueles cometer errores?

Este capítulo se trata de "analizar tu vida". En este capítulo cerraremos el trato como "hermanos de saliva" con un apretón de manos. Te ayudaré a observar los aspectos de tu vida que tal vez no se ajusten a una versión genérica de esta dieta, y después te ayudaré a que la dieta funcione a tu favor, como lo he hecho por muchos cientos de personas más.

¿Trato hecho?

HORA DE LA REVISIÓN

Antes de personalizar la dieta del metabolismo acelerado de forma eficiente, deberás ser honesto con quién eres, qué haces, qué te gusta y qué tal vez no estés dispuesto a hacer.

- ¿Cuánto peso deseas perder?
- ¿A qué hora te levantas en las mañanas?
- ¿Desayunas de inmediato o al llegar al trabajo?
- ¿Cocinas para tu familia o sólo para ti y comes lo que sea cuando se te antoja?
- ¿Eres de los que evitan entrar a la cocina a toda costa o de los que siempre están planeando qué nueva receta probar?
- ¿Eres vegetariano?
- ¿No puedes consumir alimentos con gluten?
- ¿Eres fanático del ejercicio, o la última vez que te paraste en un gimnasio fue hace un millón de años?

Es hora de que revises tu vida. Piensa en tus hábitos y en lo que ha ocurrido cuando has hecho otras dietas.

- ¿Te encanta la rutina o la detestas?
- ¿Tienes horarios de trabajo atípicos o inconstantes?
- ¿Eres entusiasta de los carbohidratos o no puedes vivir sin carne?
- ¿Sientes más hambre en la tarde o en la noche?
- ¿Sueles comer a propósito o te descubres comiendo cuando en realidad no era tu intención hacerlo?

Muchas de estas preguntas son fáciles de contestar si haces un ejercicio sencillo. Quiero que durante los próximos tres días hagas un diario alimenticio, para tener una mejor idea de cómo es tu vida en realidad, cómo se distribuyen tus actividades y cómo haremos encajar la dieta del metabolismo acelerado en tus propios horarios.

A continuación te presento un ejemplo de cómo hacer el diario alimenticio. Además de contestar las preguntas anteriores, incluye cada bocado, por pequeño que sea, en el diario durante tres días. Analiza si fue una comida o tentempié intencional, o un desliz. Recuerda que la honestidad es la mejor política. Queremos tener una visión amplia de tu realidad para identificar posibles obstáculos y evitar desastres a toda costa. Lo harás para que la dieta *funcione*. Así que no te guardes nada.

ALIMENTACIÓN DE UN DÍA NORMAL

Hora	Qué comí	¿Comida o tentempié?	¿Planeada o no?	¿Cómo me sentí antes?	¿Cómo me sentí después?

Una vez que hayas recopilado esta valiosa información de tres días, observa y analiza con cuidado los datos. ¿Sueles comer a las mismas horas todos los días, o tus horarios de comida son desordenados? ¿Madrugas o te desvelas? ¿Sales corriendo a trabajar? ¿Será difícil desayunar durante la primera media hora después de levantarte? ¿Te desvelas o cenas muy tarde? ¿Hay alimentos que sabes que no están en la dieta del metabolismo acelerado que comes con frecuencia? ¿Hay alimentos en el plan que te gustan pero no consumes seguido y te gustaría comer más?

Compara tu diario alimenticio con las reglas de la dieta del capítulo anterior y selecciona las que creas que serán un reto para ti. ¿Con qué sí puedes vivir y qué debes modificar? ¿Qué te costará más trabajo abandonar? ¿El queso? ¿El azúcar? ¿Y con qué alimentos sabes que te deleitarás? ¿Con el aguacate? ¿Con la carne?

Vayamos paso a paso para que esta dieta funcione a tu favor.

TU HORARIO COTIDIANO

Lo primero que debes tomar en cuenta es tu horario de actividades diarias. Si trabajas fuera de casa y tienes un horario fijo e inamovible, es probable que determine cuándo y cómo comerás. Por ejemplo, quizá no puedes desayunar durante la primera media hora después de despertar porque debes salir corriendo hacia la oficina, y ahí es donde sueles comer algo. No hay problema. Siempre y cuando comas *algo* durante esta primera media hora no estás rompiendo las reglas. Sólo es cuestión de intercambiar el desayuno y el refrigerio. Mientras te preparas para ir a trabajar, cómete una manzana, o un huevo duro en el trayecto. Una vez que llegues al trabajo, consume el desayuno correspondiente a tu fase, ya sea avena o pan tostado, huevos o envuelto de pavo, o apio con humus. También necesitas pensar qué opciones de comida son más viables cuando no estás en casa. Si hay cocina en tu oficina, maravilloso. Si no, ¿será necesario que empaques el desayuno desde la noche anterior?

Si trabajas en el turno de la noche, tu horario quizá sea distinto. Siempre y cuando comas durante la primera media hora después de despertar y cada tres o cuatro horas después, no importa a qué hora comience tu día, sea a las seis de la mañana o de la tarde, o a cualquier otra hora.

Tanto tu horario de trabajo como otros aspectos de tu vida pueden influir en la hora de la cena. Si sueles cenar muy tarde, tal vez necesites comer dos refrigerios durante la tarde para asegurarte de recibir alimento cada tres o cuatro horas.

Tus actividades cotidianas pueden influir en el día que eliges para empezar la dieta. Aunque suelo recomendar empezarla en lunes para que la fase 3, que es cuando las opciones de comida son más liberales, caiga en fin de semana, quizá no le funcione a todo el mundo. Tengo una clienta que todos los miércoles por la noche sale a cenar con su marido, así que prefiere empezar la dieta un sábado. Así, sábado y domingo son los días de la fase 1, los días ricos en carbohidratos, lo cual se ajusta mejor con su alimentación de fin de semana, pues es cuando come con su familia. Los miércoles, que cena con el marido, está en la fase 3, así que puede ir a un restaurante de comida mexicana y disfrutar un rico guacamole, o a un restaurante mediterráneo y saborear un delicioso humus, o pedir sashimi de salmón en un restaurante japonés. Jueves y viernes son los días restantes de la fase 3, así que para el sábado está lista para empezar la fase 1 de nuevo.

Cuando analices tus actividades, piensa en estos términos: ¿hay días específicos de la semana en los que sería mucho más fácil estar en cierta fase? Con base en esto, determina el día de inicio. Las reglas funcionan con cualquier horario, sobre todo si siempre tienes refrigerios de impacto (que encontrarás en la sección de recetas) en tu bolso o escritorio. Esto es crucial. Es posible que la dieta del metabolismo acelerado funcione en relación con tu vida, siempre y cuando la planees por adelantado.

TUS PORCIONES

Cada receta de este libro incluye el número de porciones, pero tus porciones estarán en función de cuánto peso buscas perder. Si tienes muchas libras de más, necesitarás más comida (¡no menos!) para que tu metabolismo se ponga en marcha.

Para determinar el tamaño de tus porciones debes establecer primero tu meta de pérdida de peso. Eso no lo defino yo. Tú ya sabes exactamente cuánto quieres pesar y cuál es el peso con el que te sientes cómodo. Toma ese número, compáralo con tu peso actual y busca en la tabla siguiente el tamaño de las porciones para tu dieta del metabolismo acelerado.

TÚ SABES CUÁL ES TU PESO IDEAL

¿Cuánto quieres pesar? Te lo pregunto, no te lo impongo, porque tú ya lo sabes. Es una cifra completamente única y personal para *ti*. Es el peso que te hace feliz, y no tiene nada que ver con el que haría felices a otras personas.

He tenido clientes que pesaban 250 libras y sabían que se sentirían felices y cómodos pesando 180 libras. Otros se sienten mejor si pesan 150 o 130. Tu meta debe hacerte sentir y permitirte comer como una "persona normal". No hay tabla alguna que lo defina para ti.

Jamás recomiendo seguir tablas de peso ideal o basarse en el índice de masa corporal. ¡Odio el índice de masa corporal! No logro recomendárselo a mis clientes, ni tampoco incluí tablas de peso ideal en este libro porque quienes han hecho muchas dietas ya tienen una cifra en mente. Cuando la alcances, tal vez desees ponerte una nueva meta. Por ahora, decide cuánto quieres pesar y anota el número aquí.

Mi peso ideal actual es:

____

SI NECESITAS PERDER 20 LIBRAS O MENOS: sigue las porciones básicas mencionadas en la siguiente lista y las porciones incluidas en las recetas de este libro.

POR CADA 20 LIBRAS ADICIONALES QUE DESEES BAJAR: agrega una porción. Por ejemplo, si una porción de chili son dos tazas, y deseas bajar 20 libras, entonces debes comer dos tazas de chili. Si quieres perder 30 o 40 libras, deberás comer tres tazas. Si quieres perder 50 o 60 libras, entonces la porción es de cuatro tazas. ¡Sí, cuatro tazas!

Si son muchas las libras que necesitas bajar, matarte de hambre es lo *último* que querrás hacer. Necesitas alimento para encender el metabolismo, y sólo la comida te ayudará a perder las libras de más. Cuanto más peso quieras perder, requerirás más comida para poner el metabolismo en movimiento. A medida que te acerques a tu meta, reduce la porción siguiendo la misma fórmula.

Las porciones básicas (para perder 20 libras o menos) de la dieta del metabolismo acelerado son las siguientes. Utilízalas cuando no tengas una receta que indique los tamaños de porción:

Proteína:

- 4 onzas de carne, 6 onzas de pescado o ½ taza de leguminosas cocidas (como lentejas o frijoles negros) en todas las fases. Si necesitas perder más de 20 libras, una porción es 6 onzas de carne, 9 onzas de pescado o ¾ de taza de leguminosas cocidas. Si necesitas más, aumenta el tamaño de la porción utilizando esta fórmula. Si consumes embutidos como refrigerio, una porción son 2 onzas, que son como 3 o 4 rebanadas.

Granos:

- En la fase 1: 1 taza de granos cocidos o 1 onzas de galletas.
- En la fase 2: nada. Es una fase libre de granos.
- En la fase 3, las porciones de onzas son menores: ½ taza de granos cocidos o ½ onza de galletas. Al igual que con las otras categorías, agrega media porción por cada 20 libras adicionales que quieras perder.

Fruta:

- 1 pieza o una taza de la fruta específica de cada fase en todas las fases, y agrega media porción por cada 20 libras extra que quieras perder. (Recuerda, en la fase 2, las únicas frutas permitidas son los limones.)

Grasas:

- Fase 1: nada de grasa adicional a la comida ni para cocinar (pues es una fase baja en grasas).
- Fase 2: nada de grasa adicional a la comida ni para cocinar (pues es una fase baja en grasas).
- Fase 3: ½ aguacate, ¼ taza de nueces crudas, ¼ de taza de humus o guacamole, 2 cucharadas de mantequilla de nueces crudas (como de almendra o de semillas de girasol), 2 a 4 cucharadas de aderezo de ensalada. De nuevo, agrega media porción por cada 20 libras extra que quieras perder.

COCINAR SIN GRASA

En las fases 1 y 2, en las que no puedes utilizar aceites para cocinar, me gusta utilizar caldo de verduras y limón en vez de aceite para hornear o asar.

Verduras:

¡Ilimitadas! En lo que a verduras se refiere, mientras más, mejor, pues contienen todas las enzimas y los fitoquímicos que fomentan la metabolización de las grasas, así que cómelas con libertad. No importa cuántas libras tengas que perder, puedes comer tantas verduras como desees.

Cuando les enseño a mis clientes los tamaños de las porciones de la dieta del metabolismo acelerado suelen ponerse nerviosos, en particular si antes han hecho dietas con restricciones calóricas muy estrictas. Debo recordarles varias veces que se necesita energía para perder peso, y que la energía proviene de la comida. Así que no les temas a estas porciones. Son tu medicina. Es tu combustible. Mientras sean alimentos específicos de cada fase y sigas los mapas de comidas, éstos acelerarán tu metabolismo tanto que tu cuerpo combustionará toda esa comida y más. Recuerda, las dietas de inanición promueven la conservación de grasa. Las dietas en las que se come suficiente comida real *sirven para quemar grasa.*

EN DÓNDE ESTÁS AHORA

Es más probable que la mayoría de mis clientes sepa mejor su meta de peso que sus medidas, pero para mí es fundamental tomar sus medidas básicas antes de que comiencen la dieta del metabolismo acelerado porque dicen más de lo que estás construyendo a nivel estructural que las cifras de la báscula. Por esta razón no soy partidaria de utilizar el índice de masa corporal para monitorear el peso. Tal vez alcances un peso que parezca normal, pero en realidad tu estructura corporal no es saludable. Por ejemplo, puedes tener demasiada grasa corporal, aunque te veas delgado. O puedes tener una distribución de peso saludable incluso si estás por encima del rango "normal" en la tabla de índice de masa corporal.

Por eso sugiero que te tomes las medidas ahora, y sigas registrándolas. Son cuatro:

Tu cadera, en la parte más ancha: ______________ in

Tu cintura a la altura del ombligo: ______________ in

La parte más ancha de un muslo: ______________ in

La parte más ancha de uno de tus brazos: ______________ in

TUS RESTRICCIONES PERSONALES

Si tienes ciertas restricciones nutricionales, la dieta del metabolismo acelerado puede parecer desafiante. ¿Qué pasa si eres vegetariano, vegano o debes comer alimentos sin gluten? ¡No hay problema! Esta dieta tiene tantas opciones que puedes adaptarla con facilidad de acuerdo con tus restricciones nutricionales. Veamos cada una por separado:

Vegetariano

Cualquiera de las fases se puede adaptar con facilidad a una dieta vegetariana, en particular si estás dispuesto a comer huevo y pescado mientras haces la dieta del metabolismo acelerado. (Sé que el pescado no suele pertenecer a un régimen vegetariano, pero hay quienes hacen una excepción y tal vez tú eres uno de ellos.) Si no, en cada receta de las fases 1 y 3 que incluyen carne, puedes sustituirla por ½ taza de leguminosas, como lentejas, frijoles negros, frijoles blancos o cualquier otro tipo de frijol específico para cada fase (o pescado específico de cada fase).

La fase 2 es la más desafiante para los vegetarianos, pues es baja en carbohidratos, y la dieta excluye todo producto de soya o sus derivados, pero si estás dispuesto a comer huevo y pescado, estarás bien durante esos dos días. Tal vez tus opciones sean más limitadas, pero sólo son dos días. Si no estás dispuesto a comer pescado o huevo, ve la siguiente sección para seguir la dieta si eres vegano.

Vegano

Es fácil seguir las fases 1 y 2 si eres vegano porque puedes sustituir la carne de cualquier receta por leguminosas. Sin embargo, la fase 2 es más desafiante. Las leguminosas ricas en proteínas y los granos tienen demasiados carbohidratos para esta fase. Es por eso que, como vegano, puedes romper *una regla*. Sólo una. La regla de la soya.

Por lo regular prohíbo la soya en la dieta del metabolismo acelerado por sus estrógenos vegetales y también por la forma en que suele estar procesada y modificada genéticamente. Sin embargo, si eres vegano, no quiero que creas que no puedes hacer esta dieta. Por ello, sólo durante la fase 2 remplaza cualquier carne con alguno de los siguientes (pero no con otros) productos de soya:

- Tofu orgánico no modificado genéticamente
- Tempeh de soya orgánica no modificada genéticamente
- Edamame orgánico no modificado genéticamente

Cocina el tofu sin grasa y ásalo u hornéalo tú mismo, en vez de comprarlo precocido, pues está más procesado. Puede que pierdas peso más despacio, pero seguirás llevando una alimentación baja en carbohidratos durante esos dos días de la fase 2 si te apegas a alguna de estas tres opciones. Sin embargo, recuerda que durante las fases 1 y 3 tendrás que seguir las reglas igual que los demás; es decir: *nada de soya*.

Libre de gluten

Llevar una dieta libre de gluten es muy sencillo en la dieta del metabolismo acelerado, puesto que la fuente principal de gluten, el trigo, está fuera del menú. Sin embargo, hay unos cuantos productos en las recetas y listas de compras que contienen gluten. No los comas. El pan de granos germinados y los productos que contienen espelta, cebada, dürüm, centeno o semolina *contienen gluten*, así que evítalos. También está presente en la avena convencional.

Cámbiala por avena libre de gluten (fíjate en el empaque; debe estar procesada de forma distinta para evitar contaminación por trigo) y por cualquiera de los granos libres de gluten. Entre ellos están:

- Amaranto
- Arroz integral
- Trigo sarraceno
- Mijo
- Quinoa
- Arroz salvaje

Y, cuando sigas las recetas, sustituye cualquier grano que tenga gluten por alguno sin gluten. Por ejemplo, si una receta incluye centeno, cámbialo por arroz integral o quinoa. Todos los granos sin gluten ya mencionados están en la lista de alimentos de la fase 1.

TUS PREFERENCIAS

¿Qué clase de comedor eres? A quienes son quisquillosos tal vez no les gusten todas las recetas del libro, como tampoco algunos elementos de las listas de compras, pero siempre que sigas el mapa de comidas específico para cada fase y consumas alimentos específicos de cada fase (incluso si sólo te gustan unas cuantas cosas), estarás bien. Sólo asegúrate de comer las cantidades designadas de granos, proteínas, frutas, vegetales y grasas en cada comida y en cada fase, y nunca te saltes una comida o refrigerio. Fuera de eso, las elecciones de alimentos dependen de ti.

Tal vez disfrutas comer lo mismo todos los días. ¡No hay problema! Incluso si desayunas lo mismo todos los días de la fase 1, sólo son ocho desayunos iguales en un mes. Sigues teniendo variedad. Quizá seas de los que se aburren con facilidad y te gusta el cambio. ¡Perfecto! Prueba una receta distinta cada día si te agrada.

¿No te gustan mis recetas? (Me cuesta trabajo creerlo, ¡porque son fantásticas!) Usa tus propias recetas, si lo prefieres. Prometo no ofenderme. Si sigues el mapa de comidas y consumes los alimentos de la fase específica, la dieta funcionará.

TU FAMILIA

Algunos de mis clientes tienen familias y deben cocinar para su cónyuge, pareja y/o hijos. Una de las cosas increíbles de la dieta del metabolismo acelerado es que está llena de comida real que a la mayoría de la gente le gusta, así que lo más probable es que tu familia coma lo mismo que tú. Muchas de las recetas incluidas son de cuatro a seis porciones, así que, si tienes una familia que alimentar, comparte con ellos esos deliciosos platillos. Es una forma saludable de comer acompañado, sea hombre, mujer o niño. A mis hijos les encantan las recetas de este libro, e incluso fueron entusiastas conejillos de Indias mientras las perfeccionaba.

Sin embargo, si sabes que a tu familia no le gustarán las comidas de la dieta, no debes cocinar como si fueras un restaurante. Haz lo que muchos de mis clientes y yo hacemos: dedica un día a cocinar para toda la semana. Por la forma en que está configurada la dieta, es fácil cocinar los platillos de cuatro semanas en una sesión. Separa las porciones de chili, estofados, arroz y avena en contenedores de tamaño individual para congelador y congélalos. De ese modo, puedes hacer la cena de tu familia y, si no se ajusta a tu fase, lo único que necesitas es descongelar un platillo apropiado para ti.

TU PROPIO ESTILO PARA COCINAR

A algunas personas les encanta cocinar y otras personas evitan la cocina a toda costa. La dieta del metabolismo acelerado es ideal para los grandes cocineros y los apasionados de la cocina porque las recetas son interesantes (y sencillas), deliciosas y divertidas de hacer. Si no te gusta cocinar, lo detestas, y temes cualquier dieta que implica acercarte a una estufa, necesitamos hablar seriamente.

Una de las maneras más importantes de encaminar a tu metabolismo hacia la quema de grasas de nuevo es volver a consumir comida real. ¿Recuerdas la comida? ¿Esas cosas en la sección de productos frescos del supermercado, detrás del mostrador de carnes y *no* procesada y empacada en una caja en el congelador? Consumir alimentos reales es *muy importante* para el proceso de reparación que necesitamos completar. Deseo con ansias que me des un voto de confianza e intentes cocinar.

La buena noticia es que no tendrás que cocinar demasiado. Las recetas de este libro están diseñadas específicamente para que prepares cantidades considerables de un platillo y lo empaques y congeles (etiquetado con la fase a la que pertenece y listo para llevar). Entonces, cuando vuelvas a esa fase, lo único que debes hacer es sacar el contenedor del congelador, calentarlo y *voilà*. Es comida precocinada que resulta ser casera y está llena de la nutrición intensa que este programa requiere.

Seas fanático de la cocina o no, cocinar por adelantado de esta forma te ahorrará mucho tiempo y preocupaciones. De hecho, yo dependo en exceso del congelador, de mis tres ollas eléctricas de cocción lenta y de mi olla para hacer sopas. A veces cocino hasta cuatro platillos a la vez. Es una buena forma de pasar el domingo, si te gusta cocinar como a mí. No tengo técnicas elegantes; sólo es cuestión de picar algunas cosas, poner todo junto en una olla eléctrica o normal, y dejar que se cocine hasta que esté listo. Además, puede ser un consuelo saber que no tienes que cocinar otra cosa en semanas.

La primera semana es la que requiere que cocines más, pero podrás hacer suficiente para las siguientes semanas. Algunos de mis clientes cocinan para los 28 días en una sesión, lo cual no es tan difícil de hacer. Pero también puedes cocinar cuando tengas tiempo y empacar los sobrantes. Luego, lo único que tienes que hacer es barajar las comidas (a menos que los miembros de tu familia las hurten de tu congelador por lo deliciosas que son; a mí me pasa con mucha frecuencia).

CONSEJO PARA AHORRAR TIEMPO

Una forma específica de que cocinar sea aún más fácil es comer lo mismo durante la primera y la tercera semanas. Esto agrega variedad a tus comidas e implica poco esfuerzo. Planea un día en el que puedas cocinar todos los platillos para una semana, congela los sobrantes y aprovecha esa comida en la semana tres. Pasa otro día cocinando todos los platillos de la semana dos, congela los sobrantes y cómelos durante la semana cuatro. Es una forma eficiente de asegurarte de que siempre tengas algo bueno de comer. (Y, cuando llegues a la semana tres, te darás cuenta exactamente de por qué es una excelente idea. Te daré una pista: te verás bien y tal vez pienses en desviarte del plan. Tener la comida preparada de antemano te mantendrá motivado a seguir por el buen camino.)

Vale la pena aclarar que, por supuesto, no es obligatorio cocinar por adelantado. Si te encanta cocinar y tienes tiempo para preparar todos tus platillos justo antes de comerlos, ¡adelante! Sin embargo, la falta de tiempo puede ser un problema, incluso para quienes nos encanta cocinar. Hacerlo por adelantado evita que la falta de tiempo se convierta en un obstáculo. Sólo recuerda que esto depende de tus preferencias y necesidades; si no lo deseas, no es necesario que cocines un montón de platillos en una sesión. Tal vez una tarde tienes tiempo para preparar la cena, así que haces estofado de pollo. Haz más de lo indicado, disfrútalo y congela el resto. Siempre ten en mente formas de facilitarte la alimentación que sean congruentes con tu estilo de vida; pero, por favor, no le temas a cocinar. Es crucial para tu salud y para los cambios metabólicos que estamos suscitando. ¡Tú puedes!

Cocinar es el pequeño precio que pagas por recuperar tu salud y el cuerpo de tus sueños. La comida casera es la más nutritiva, por ello alimenta tu cuerpo con lo que necesita para trabajar mejor. También tiene el efecto secundario placentero de hacer que tu familia y tú se sientan saludables y llenos de vida. Así que a cocinar, hervir, asar, hornear o cualquiera que sea tu estilo.

EL MEJOR AMIGO DE TU CARTERA

Cocinar por adelantado y congelar los platillos es bueno para tu cartera, aunque hay otras formas de que la dieta del metabolismo acelerado le convenga a tu bolsillo. En vez de variar cada comida o refrigerio, lo que implicaría comprar mucha comida distinta y usar sólo partes, algunos de mis clientes prefieren tomar siempre los mismos dos o tres refrigerios y comidas durante los 28 días. Si compras nueces y semillas a granel, puedes hacer paquetes individuales. Haz una olla de chili y sepárala en contenedores individuales para comerla varias veces en la semana. Si no te causa problema apegarte a unos cuantos platillos y refrigerios fiables, ahorrarás mucho dinero y desperdiciarás poca comida.

TU NIVEL DE ACTIVIDAD FÍSICA

Por último, hablemos de ejercicio. La dieta del metabolismo acelerado está diseñada para incluir tres días de ejercicio a la semana:

- Un día de entrenamiento cardiovascular en la fase 1
- Un día de entrenamiento de fuerza en la fase 2
- Un día de yoga, estiramientos o respiración profunda en la fase 3

Esto implica que puedes hacer caminadora o tomar una clase de spinning durante la fase 1, una clase de Body Pump durante la fase 2 y una de Bikram yoga en la fase 3. Si no te entusiasma ir al gimnasio, haz una caminata enérgica o corre en un parque cercano durante la fase 1. En la fase 2 puedes levantar pesas en casa, aunque sean polainas. Durante la fase 3 haz yoga o estiramientos con algún DVD comercial, o busca algunos maravillosos ejercicios de respiración en YouTube. Recuerda: los ejercicios no se mezclan, sino que también son específicos para cada fase, como las listas de comida.

Si no acostumbras hacer ejercicio, tres días a la semana es más que suficiente.

¿Y si eres fanático del ejercicio? He tenido clientes que me dicen: "¡Pero voy a clase de spinning *todos los días*!" o "Tomo clase de acondicionamiento físico cinco veces por semana". Mi respuesta es: "Pues dejarás de hacerlo durante los próximos 28 días".

Estamos programados para creer que, mientras más ejercicio hagamos, más rápido bajaremos de peso, pero la naturaleza misma del ejercicio implica el desgarre y rompimiento de los músculos, y el posterior uso de los recursos del cuerpo para repararlos. Es momento de ser avaros con tus recursos, pues queremos canalizar esa energía en la reparación del metabolismo, no en la de los músculos desgarrados. Tres días de ejercicio a la semana es todo lo que necesitas para impulsar el metabolismo y conservar la energía de los alimentos que estás consumiendo y usarás para reparar el metabolismo.

Si eres de los que se ejercitan a diario y no te sientes bien al dejar de hacerlo, entonces puedes ajustarlo al plan. Tu entrenamiento debe coincidir con el tipo de ejercicio de cada fase. Puedes hacer cardio, pero sólo en la fase 1. Es decir, dos días de cardio a la semana, incluyendo clase de spinning, de aeróbicos, de baile —como zumba—, correr, trotar o hacer uso de las máquinas de cardio en el gimnasio, como la escaladora elíptica o la caminadora. Sólo son 28 días, así que dos días de cardio a la semana mientras tienes una alimentación alta en carbohidratos es suficiente para mantenerte en forma.

Puedes luego levantar pesas dos días también, pero sólo durante la fase 2. Uno de los días ejercita la parte superior del cuerpo, y el otro, la parte inferior.

En la fase 3 puedes hacer yoga los tres días, si prefieres. Como ya dije, para que el plan sea efectivo, una vez por semana es suficiente. Sin embargo, aunque el ejercicio sea parte esencial de tus actividades, sólo se vale hacer clases de yoga o estiramientos en esta fase. Asimismo, asegúrate de terminar la clase con un prolongado y rico periodo de relajación que incluya respiraciones profundas que calmen tu cuerpo. Cuando terminen los 28 días puedes volver a tu rutina física normal. Recuerda que el ejercicio estresa el cuerpo, así que pon atención a lo que sientes mientras te ejercitas y hazlo con precaución. Haz lo suficiente para ayudarte, pero no demasiado como para lastimarte.

PERSONALIZA Y CONSTRUYE TUS PROPIOS MAPAS DE COMIDAS

Algunos clientes quieren tener un mapa a seguir y punto. Por eso te proporciono un mapa de comidas ideal con sugerencias de alimentos en los próximos cuatro capítulos, para cada una de las siguientes cuatro semanas de la dieta del metabolismo acelerado. A muchos otros clientes les funciona mejor una estrategia más personalizada, así que esta sección es para quienes desean hacer sus propios mapas para los próximos 28 días.

El mapa de comidas será tu guía para llevar registro de tu día, como a qué hora te levantas, en qué fase estás y qué comerás. Tu mapa de comidas personalizado te permitirá poner en él los alimentos que *amas* sin salirte de fase. Utiliza las listas de alimentos de cada fase del capítulo anterior o remítete a la lista maestra de alimentos al final del libro para elegir desde antes qué quieres comer. Entonces, al iniciar la semana, tendrás todo lo que necesitas y sabrás exactamente qué comer, además de que estarás seguro de que serán alimentos que te gustan.

Cuando me reúno con mis clientes los ayudo a personalizar sus mapas. Pasamos un buen rato llenando los mapas de comidas con base en sus preferencias. Siempre les pregunto: "¿Qué alimentos te encantan?", y les pido que resalten sobre la lista de cada fase los que ya saben que adoran, y luego que encierren en un círculo los que les gustaría probar. Luego les pido que revisen las listas una vez más y tachen lo que no les gusta.

A continuación llenamos el mapa de alimentos. Es preferible hacerlo primero con lápiz y empezar por los refrigerios. Con las listas particulares de cada fase en mano, pondremos los refrigerios que sabemos que te gustan. Después pasaremos a los desayunos y cenas. Los almuerzos se eligen al final, pues considero que a esa hora se pueden comer las sobras de la cena o del desayuno anteriores, como trozos de tocino de pavo sobrantes del desayuno para complementar la ensalada del almuerzo, o guardar un poco del filete de la cena para hacer un envuelto de filete con hojas de lechuga al día siguiente.

REFRIGERIOS ESTRATÉGICOS: UNA OBLIGACIÓN

La gente suele olvidar con mucha frecuencia consumir sus refrigerios, pero debes tener en mente que son de fundamental importancia para el éxito de este programa. Los refrigerios sirven para avivar el fuego del metabolismo, de modo que el cuerpo pueda digerir y metabolizar las comidas mejor. Están colocados en horarios estratégicos y han sido elegidos para suscitar una reacción neuroquímica, bioquímica, fisiológica y metabólica específica. No puedes olvidarlos ni cambiarlos de fase. Te recomiendo que siempre tengas refrigerios específicos de cada fase en la bolsa, el auto o la oficina.

A continuación hay un mapa de comidas en blanco sobre el cual puedes trabajar para crear tu propia dieta del metabolismo acelerado personal. Antes de empezar cada semana, deberás:

1. Seleccionar refrigerios *que te gusten* para toda la semana.
2. Seleccionar desayunos *que te gusten* para toda la semana.
3. Seleccionar cenas *que te gusten* para toda la semana.
4. Seleccionar almuerzos *que te gusten*, procurando utilizar la mayor cantidad posible de sobras de desayunos y cenas anteriores de la misma fase.

MAPA DE COMIDAS SEMANAL

	Hora de despertar	Peso	Desayuno	Refrigerio	Almuerzo	Refrigerio	Cena	Ejercicio	Agua
FASE 1	__:__ am/pm **LUNES**	______	__:__ am/pm	__:__ am/pm	__:__ am/pm	__:__ am/pm	__:__ am/pm		
	__:__ am/pm **MARTES**	______	__:__ am/pm	__:__ am/pm	__:__ am/pm	__:__ am/pm	__:__ am/pm		
FASE 2	__:__ am/pm **MIÉRCOLES**	______	__:__ am/pm	__:__ am/pm	__:__ am/pm	__:__ am/pm	__:__ am/pm		
	__:__ am/pm **JUEVES**	______	__:__ am/pm	__:__ am/pm	__:__ am/pm	__:__ am/pm	__:__ am/pm		
FASE 3	__:__ am/pm **VIERNES**	______	__:__ am/pm	__:__ am/pm	__:__ am/pm	__:__ am/pm	__:__ am/pm		
	__:__ am/pm **SÁBADO**	______	__:__ am/pm	__:__ am/pm	__:__ am/pm	__:__ am/pm	__:__ am/pm		
	__:__ am/pm **DOMINGO**	______	__:__ am/pm	__:__ am/pm	__:__ am/pm	__:__ am/pm	__:__ am/pm		

MAPA DE COMIDAS PERSONALIZABLE FASE 1

	Hora de despertar	Peso	Desayuno	Refrigerio	Almuerzo	Refrigerio	Cena	Ejercicio	Aguc
FASE 1: SOSEGAR EL ESTRÉS	__:__ am/pm **LUNES**	____	__:__ am/pm ▪ Grano F1 ▪ Fruta F1	__:__ am/pm ▪ Fruta F1	__:__ am/pm ▪ Grano F1 ▪ Proteína F1 ▪ Fruta F1 ▪ Verdura F1	__:__ am/pm ▪ Fruta F1	__:__ am/pm ▪ Grano F1 ▪ Verdura F1 ▪ Proteína F1		
	__:__ am/pm **MARTES**	____	__:__ am/pm ▪ Grano F1 ▪ Fruta F1	__:__ am/pm ▪ Fruta F1	__:__ am/pm ▪ Grano F1 ▪ Proteína F1 ▪ Fruta F1 ▪ Verdura F1	__:__ am/pm ▪ Fruta F1	__:__ am/pm ▪ Grano F1 ▪ Verdura F1 ▪ Proteína F1		

MAPA DE COMIDAS PERSONALIZABLE FASE 2

	Hora de despertar	Peso	Desayuno	Refrigerio	Almuerzo	Refrigerio	Cena	Ejercicio	Agua
FASE 2: DESBLOQUEAR LA GRASA	__:__ am/pm **MIÉRCOLES**	_____	__:__ am/pm ▪ Proteína F2 ▪ Verdura F2	__:__ am/pm ▪ Proteína F2	__:__ am/pm ▪ Proteína F2 ▪ Verdura F2	__:__ am/pm ▪ Proteína F2	__:__ am/pm ▪ Proteína F2 ▪ Verdura F2		
	__:__ am/pm **JUEVES**	_____	__:__ am/pm ▪ Proteína F2 ▪ Verdura F2	__:__ am/pm ▪ Proteína F2	__:__ am/pm ▪ Proteína F2 ▪ Verdura F2	__:__ am/pm ▪ Proteína F2	__:__ am/pm ▪ Proteína F2 ▪ Verdura F2		

MAPA DE COMIDAS PERSONALIZABLE FASE 3

	Hora de despertar	Peso	Desayuno	Refrigerio	Almuerzo	Refrigerio	Cena	Ejercicio	Agua
Fase 3: desatar tu metabolismo	__:__ am/pm **VIERNES**	____	__:__ am/pm ▪ Fruta F3 ▪ Grasa saludable/ ▪ Proteína F3 ▪ Grano F3 ▪ Verdura F3	__:__ am/pm ▪ Verdura F3 ▪ Grasa saludable/ ▪ Proteína F3	__:__ am/pm ▪ Verdura F3 ▪ Grasa saludable/ ▪ Proteína F3 ▪ Fruta F3	__:__ am/pm ▪ Verdura F3 ▪ Grasa saludable/ ▪ Proteína F3	__:__ am/pm ▪ Verdura F3 ▪ Grasa saludable/ ▪ Proteína F3 ▪ Grano F3 (opcional)		
	__:__ am/pm **SÁBADO**	____	__:__ am/pm ▪ Fruta F3 ▪ Grasa saludable/ ▪ Proteína F3 ▪ Grano F3 ▪ Verdura F3	__:__ am/pm ▪ Verdura F3 ▪ Grasa saludable/ ▪ Proteína F3	__:__ am/pm ▪ Verdura F3 ▪ Grasa saludable/ ▪ Proteína F3 ▪ Fruta F3	__:__ am/pm ▪ Verdura F3 ▪ Grasa saludable/ ▪ Proteína F3	__:__ am/pm ▪ Verdura F3 ▪ Grasa saludable/ ▪ Proteína F3 ▪ Grano F3 (opcional)		
	__:__ am/pm **DOMINGO**	____	__:__ am/pm ▪ Fruta F3 ▪ Grasa saludable/ ▪ Proteína F3 ▪ Grano F3 Verdura F3	__:__ am/pm ▪ Verdura F3 ▪ Grasa saludable/ ▪ Proteína F3	__:__ am/pm ▪ Verdura F3 ▪ Grasa saludable/ ▪ Proteína F3 ▪ Fruta F3	__:__ am/pm ▪ Verdura F3 ▪ Grasa saludable/ ▪ Proteína F3	__:__ am/pm ▪ Verdura F3 ▪ Grasa saludable/ ▪ Proteína F3 ▪ Grano F3 (opcional)		

Listo. ¿No te pareció divertido? Al elegir la comida que disfrutas y llenar las tablas de cada semana diseñarás tu propia dieta con base en tu forma de vida y tus gustos.

Las claves del éxito para la dieta del metabolismo acelerado son: saber las reglas, conocerte a ti mismo y planear con anticipación. Date tiempo para cocinar, llena tus contenedores para congelar las porciones y comprométete. Construye la dieta en relación con quién eres y qué haces, y prepárate para sentirte mejor que nunca.

ANTES DE DARLE VUELTA A LA PÁGINA

Los siguientes cuatro capítulos han sido diseñados para llevarte de la mano y prepararte para algunos de los obstáculos emocionales que pueden surgir en el camino durante las próximas cuatro semanas, así como para proporcionarte mapas de comidas "ideales" por si no quieres hacer los propios. He descubierto, tras varios años de acompañar a mis clientes a lo largo del plan, que cada semana tiene características únicas en cuanto a lo que puedes experimentar y sentir. Observemos el panorama y veamos qué puedes hacer para seguir alimentando a tu cuerpo y cerebro, de modo que tu metabolismo se mantenga encendido durante todo el proceso.

TERCERA PARTE

SER FABULOSO EN CUATRO SEMANAS

CAPÍTULO SEIS

PRIMERA SEMANA: CAÍDA LIBRE

¡Bienvenido a la primera semana! En ella, tu cuerpo pasará por las tres fases de la dieta del metabolismo acelerado. Harás la fase 1 dos días, la fase 2 dos días y la fase 3 tres días. Comerás un montón de comida, mucha de la cual parecerá un sueño hecho realidad. Tal vez no toda te fascine, pero esta semana aprenderás qué te gusta y qué no de cada fase. Y aprenderás muchas cosas más.

Sé que estás emocionado por comenzar, y yo estoy lista para acompañarte a cada paso. En este capítulo llenarás tu primer mapa de comidas oficial, y en él pondrás los platillos y refrigerios que comerás esta semana. Ahora bien, si prefieres que yo te diga qué comer, sigue el mapa de comidas ideal de la primera semana que he preparado para ti. He aprendido que a algunos de mis clientes les gusta que les indique exactamente qué comer, mientras que otros desean descifrarlo por sí mismos. Prefieras lo que prefieras, aquí encontrarás las herramientas.

Así que hablemos sobre la primera semana, a la cual me gusta llamar "la semana de la caída libre".

SEMANA DE LA CAÍDA LIBRE: QUÉ PUEDES ESPERAR Y CÓMO ES PROBABLE QUE TE SIENTAS

La primera semana es emocionante, pero, dado que esta dieta es muy diferente, también puede ser diferente y un poco aterradora. Recuerda, queremos confundir al metabolismo, *no a ti*. Al comenzar el plan, habrá muchos cambios y tal vez de inicio te lleve algo de tiempo acostumbrarte a esta nueva forma de comer.

Además, es necesario que hagas las paces con tus viejos fantasmas alimenticios. A medida que te prepares para comenzar la dieta, quizá asomarán sus feas cabezas. Es probable que tus obsesiones previas con el conteo de calorías o de carbohidratos, tu miedo a las frutas, las carnes o la grasa, así como tus derrotas previas hagan su aparición en estos días. Escúchame con atención: ninguno de ellos está invitado a esta fiesta. Déjate caer conmigo y dejemos a esos viejos fantasmas atrás. Quiero que estés listo y que comprendas lo que está ocurriendo. Recuerda que no estás solo en este viaje.

Éstas son algunas de las frases célebres de muchos clientes antes de empezar la primera semana de la dieta:

- Con tanto carbohidrato no lograré bajar de peso.
- Hace tiempo logré bajar de peso con la dieta XYZ, pero ésta no se parece en lo más mínimo a la dieta XYZ.
- No me puedo apegar a una dieta porque no tengo voluntad.
- ¡Temo que no me guste la comida!
- ¿Y si como demasiado y entonces no funciona?
- ¿Y si no pierdo peso durante la primera semana?

¿Y si...? ¿Y si...? ¡¿Y si...?!

Al principio, muchos clientes están escépticos, así que les digo que lo principal durante esta primera semana es *confiar*. Suelta tus ideas preconcebidas e historial de dietas. Olvídate de tus creencias sobre cómo crees que tu cuerpo reaccionará con esta dieta. *No sabes* lo que ocurrirá. Ni siquiera has empezado. Te pido que te dejes caer un poco esta semana, que te sueltes y te sumerjas en la aventura. Sé que le estás exigiendo bastante a tu cuerpo, y está bien que conozcas cuál es el cambio de paradigma, pero no permitas que te genere ansiedad o te llene de preocupaciones. Deja que el plan fluya con la facilidad que lo caracteriza. Sí, da un poco de miedo, pero necesito que te dejes llevar, que confíes en él y te comprometas a hacerlo, incluso si no sabes bien qué esperar, estés nervioso o un poco asustado.

CRÉELO

Creo con fervor en los decretos positivos. Esta semana, incluso antes de empezar, visualízate perdiendo peso y estableciendo metas, sin obsesionarte con las cifras. Enfócate en la reparación de tu cuerpo y los cambios que irás detectando. Esta semana le exigiremos muchas cosas a tu cuerpo, en términos metabólicos. Le exigiremos que se ponga en pie y ponga atención. Éste no es sólo un cambio de paradigma mental y emocional, sino un enorme cambio de paradigma metabólico, así que tus éxitos y fracasos anteriores nada tienen que ver con lo que estás haciendo ahora. Es un juego completamente distinto.

MUCHO DE MUCHAS COSAS

Otra de las advertencias que les hago a mis clientes antes de la primera semana es que en ella tendrán que acostumbrarse a comer mucho de muchas cosas. Es decir, que algunos días comerán mucha fruta. Otros días comerán mucha proteína. Otros días más, muchas verduras. En otros, muchas grasas. Esta vastedad está diseñada para enriquecer al cuerpo y darle los nutrientes que necesita para fabricar músculo, hueso, cabello, piel y uñas. No olvides que nuestro principal objetivo es transformar tu metabolismo de tal forma que sea capaz de extraer los nutrientes de la comida y los use para alcanzar el equilibrio hormonal y estabilizar la salud.

Dicho lo anterior, es probable que esta semana seas testigo de una importante pérdida de peso. Muchos de mis clientes bajan entre media y una libra al día, a veces hasta más. Esto también puede resultar aterrador. Algunas personas se preguntan si está pasando demasiado rápido, si están quemando músculo en lugar de grasa. Otros son impacientes y creen que no van a la velocidad adecuada, o temen que no están consiguiendo el éxito que esperan.

Está bien ser un poco pasivo esta semana. No sobreinterpretes lo que está ocurriendo. No te obsesiones con las cifras por el momento. En vez de eso, enfoca tu energía y concentración en ajustarte al ritmo de las fases y sentirte cómodo con tu lista de compras. Presta mucha atención a las diferencias entre los alimentos de cada fase. Toma nota sobre cuáles son los que más disfrutas y subráyalos en la lista de compras. Toma muchas notas. Participa en la reparación de tu propia salud. Apenas le estás agarrando el modo, así que enfócate en la dieta, pero no sucumbas a la ansiedad. Si sigues las reglas aquí planteadas y confías en la dieta, el resto se irá acomodando.

Una vez que empieza la semana, los comentarios de mis clientes empiezan a ser más positivos, sobre todo en relación con la comida. Dicen cosas como:

- Ya no recordaba lo mucho que me gustan los mangos.
- Las galletas de arroz son una delicia. Creo que no podré volver a vivir sin ellas.
- Me encanta la fase del filete mignon.
- El curri de coco es mi platillo favorito.

Si no te gusta algo, no te preocupes. No es necesario que lo comas de nuevo. No te claves en lo que no disfrutas. Si compraste humus y no te gusta, no te castigues por haberlo comprado y no querer terminártelo. Déjalo pasar. Regálaselo a algún amigo al que sí le guste. Es parte del aprendizaje. Todo estará bien. No olvides que las hormonas de estrés aumentan el almacenaje de grasa, así que aprende a soltar…

Enfócate en las cosas que en verdad te parecen deliciosas, como lo rica que es la fruta y lo bien que te sientes después de comerla, en comparación con cómo te hacían sentir los viejos tentempiés azucarados y almidonados. Concéntrate en el lujo de disfrutar un buen corte de carne o de untarle aguacate a todo lo que está en tu plato. Recuerda que los cinco participantes principales te necesitan así como a aquellos alimentos para repararse y sanar. ¡Tú puedes! Estoy muy orgullosa de ti por alimentar a tu metabolismo.

Éste es sólo el principio de un proceso que te cambiará la vida.

NO OLVIDES HACER EJERCICIO SEGÚN LA FASE

Haz al menos un día de ejercicio cardiovascular entre ligero y moderado durante la fase 1.

Haz al menos un día de levantamiento de pesas (más peso, menos repeticiones) durante la fase 2.

Haz al menos un día de alguna actividad muy relajante en la fase 3, como yoga, una caminata en el parque en un día soleado o un masaje. De hecho, recomiendo mucho hacer una cita con el masajista en la fase 3 de la primera semana, pues te ayudará a que tu cuerpo se adapte con calma a la nueva rutina.

QUÉ COMER ESTA SEMANA: MAPA DIARIO DE COMIDAS PARA LA PRIMERA SEMANA

Cuando mis clientes me visitan, juntos diseñamos mapas de comidas para esa semana, de modo que sepan exactamente qué comer y en qué momento. Esta planeación previa hace que el programa no requiera mucha reflexión y sea fácil de seguir. A continuación te ofrezco un mapa de comidas previamente llenado. Puedes intercambiar platillos de la misma fase, o seguirla en parte y modificarla a tu conveniencia. Siempre y cuando sean alimentos específicos para cada fase, te apegues a las categorías de cada comida o refrigerio, y las porciones sean correctas, puedes adaptar el mapa a tus propias necesidades. (En el capítulo anterior encontrarás las instrucciones para personalizar tu propio mapa de comidas.)

Cada fase ha sido resaltada. He escrito los componentes de las comidas arriba y, en una línea inferior, los alimentos o recetas que pueden funcionar para esa comida. Los platillos cuyas recetas están más adelante están también señalados y etiquetados según la fase a la que pertenecen.

Recuerda que esta dieta implicará cocinar un poco, pero no temas. Cuando hagas una receta, empaca las porciones adicionales, etiquétalas según la fase a la que pertenecen y congélalas. He diseñado los mapas de comidas para que buena parte de las recetas de la primera semana hagan su aparición de nuevo en el mapa "ideal" de comidas de la tercera semana. Cuando esto ocurra, ya tendrás la comida preparada y lista en el congelador. Saca ventaja de la emoción inicial de esta semana para cocinar todo lo del mes, pues a veces el entusiasmo se diluye en una o dos semanas.

Otra cosa: este mapa de comidas está diseñado para una persona que necesita bajar 20 libras o menos. Por cada 20 libras adicionales que desees perder, incrementa el tamaño de las porciones agregando media porción original más. (Por ejemplo, si necesitas bajar 20 libras, la porción de chili son dos tazas. Si necesitas bajar 40 libras, la porción de chili son tres tazas.)

MAPA DE COMIDAS DE LA PRIMERA SEMANA

FASE 1: SOSEGAR EL ESTRÉS	Hora de despertar	Peso	Desayuno	Refrigerio	Almuerzo	Refrigerio	Cena	Ejercicio	Agua
	__:__ am/pm **LUNES**	____	__:__ am/pm ▪ Batido de fruta F1 y avena	__:__ am/pm ▪ 1 pera	__:__ am/pm ▪ Sándwich de pavo abierto F1	__:__ am/pm ▪ 2 kiwis	__:__ am/pm ▪ 2 tazas de consomé de pollo con cebada F1		
	__:__ am/pm **MARTES**	____	__:__ am/pm ▪ Pan francés con fresa	__:__ am/pm ▪ 1 manzana	__:__ am/pm ▪ 2 tazas de consomé de pollo con cebada, kiwi rebanado F1	__:__ am/pm ▪ 1 taza de cubos de sandía	__:__ am/pm ▪ 2 tazas de chili		

FASE 2: DESBLOQUEAR LA GRASA

Hora de despertar	Peso	Desayuno	Refrigerio	Almuerzo	Refrigerio	Cena	Ejercicio	Agua
__:__ am/pm **MIÉRCOLES**	____	__:__ am/pm ▪ Claras de huevo batidas a la española F2	__:__ am/pm ▪ Envuelto de pavo con tortilla de granos germinados F2	__:__ am/pm ▪ Ensalada de atún y pepino F2	__:__ am/pm ▪ 1 a 2 onzas de carne seca de pavo	__:__ am/pm ▪ Envuelto de bistec y espárragos con hojas de lechuga F2		
__:__ am/pm **JUEVES**	____	__:__ am/pm ▪ Tocino de pavo con apio F2	__:__ am/pm ▪ Envuelto de pavo con tortilla de granos germinados F2	__:__ am/pm ▪ Verdura F2 ▪ Ensalada de bistec y espinaca F2	__:__ am/pm 3 claras cocidas con sal de mar y pimienta	__:__ am/pm ▪ Estofado de puerco F2 2 tazas de brócoli		

Hora de despertar	Peso	Desayuno	Refrigerio	Almuerzo	Refrigerio	Cena	Ejercicio	Agua
__:__ am/pm **VIERNES**	____	__:__ am/pm ▪ Avena F3	__:__ am/pm ▪ ½ taza de humus y pepino	__:__ am/pm ▪ Ensalada de 3 huevos sobre 2 tazas de espinaca F3	__:__ am/pm ▪ ¼ de taza de almendras crudas	__:__ am/pm ▪ 2 tazas de camarones y verduras salteados sobre ½ de quinoa		
__:__ am/pm **SÁBADO**	____	__:__ am/pm ▪ Pan de granos germinados tostado, moras, mantequilla de nuez, pepino F3	__:__ am/pm ▪ ½ taza de pistachos crudos	__:__ am/pm ▪ Camarones y verduras salteados (sin quinoa)	__:__ am/pm ▪ ½ aguacate rebanado con sal de mar	__:__ am/pm ▪ Envuelto de humus y pavo F3		
__:__ am/pm **DOMINGO**	____	__:__ am/pm ▪ Pan de granos germinados tostado, huevo, jitomate, cebolla morada y ½ aguacate F3	__:__ am/pm ▪ ½ taza de humus con pepino	__:__ am/pm ▪ Ensalada de atún con endivias F3	__:__ am/pm ▪ Apio con 2 cucharadas de mantequilla de almendra cruda	__:__ am/pm ▪ Pollo con curri de coco F3		

Recuerda que es *nuestro* plan: mis reglas, tus preferencias. Puedes ser tan creativo como gustes, pero dentro de los lineamientos. Sigue uno de mis planes o haz tu propio plan. Es momento de que tomes el control de tu salud en tus manos, así que ¡en sus marcas, listos, fuera! Piénsalo como si fuera un rompecabezas, un reto, y, sobre todo durante esta semana, confía en él. Déjate caer. La dieta del metabolismo acelerado te sostendrá.

CAPÍTULO SIETE

SEGUNDA SEMANA: ¡OH, POR DIOS!

Llevas una semana entera de la dieta del metabolismo acelerado. Ya pasaste por las tres fases una vez y sé que te sientes diferente respecto de hace una semana. Ahora te doy la bienvenida a la segunda semana.

En esta semana tu cuerpo volverá a pasar por las tres fases de la dieta del metabolismo acelerado, pero no será igual que la semana pasada porque estás en una semana distinta de tu propio ciclo personal de cuatro semanas (para hombres y mujeres). Estarás exponiendo a un cuerpo *distinto* a las tres fases esta semana, y aquí es donde se pone interesante. Esta semana se sienta en la mesa un cuerpo cuyas glándulas suprarrenales se han calmado y cuyo hígado ha sido estimulado, que ha sido nutrido para promover la producción de hormonas tiroideas y otras hormonas quemagrasas, y cuya composición ha comenzado a cambiar, pues convierte la grasa en combustible y el combustible en músculo. Imagina a la pituitaria que no cabe de la emoción de ser quien orqueste todos estos gloriosos eventos.

Hasta ahora has perdido un poco de peso, así que tal vez comienzas a ver la luz al final del túnel. Tu escéptico interior empieza a guardar silencio. En este capítulo te acompañaré durante una nueva semana y te daré un mapa de alimentos completamente nuevo (aunque es decisión tuya seguir el mapa aquí proporcionado o hacer uno propio).

También quiero que discutamos qué ocurrirá en esta semana. La semana pasada fue el capítulo de la caída libre. Debiste darme un voto de confianza y creer en la dieta. Ahora empiezas a ver resultados. Me gusta llamarle "la semana de no jod*s", pero hay a quienes no les gustan las groserías, así que me he censurado un poco (sólo un poco)...

SEMANA DEL "¡OH, POR DIOS!": QUÉ PUEDES ESPERAR Y CÓMO ES PROBABLE QUE TE SIENTAS

La segunda semana siempre es interesante. Por lo regular la gente se espanta un poco por lo que ha ocurrido y por lo que pasará después. La semana dos puede ser como un paseo en montaña rusa, tanto a nivel emocional como organizacional. ¡Oh, por Dios!, no llevas tanto tiempo en el programa para sentir que es tu segunda naturaleza ni has agarrado del todo el ritmo, pero sabes que es *emocionante*. También puedes sentir emoción, miedo o confusión por la forma en que tu cuerpo está reaccionando al plan. ¿Has perdido suficiente peso? ¿Demasiado peso? ¿Has superado la abstinencia de café y azúcar, y la semana pasada se fue volando? Respiremos profundo y sigamos adelante. Permitámosle al programa inspirarnos a ser constantes, consistentes y a repararnos. El ímpetu incrementará esta semana, así que no te pelees con él ni eches a volar tu creatividad; por ahora, sigue la corriente. La gente suele reaccionar a esta sensación aterradora de ímpetu incrementado de una de las siguientes formas: les asusta dejar de bajar de peso si restringen o duplican las porciones, pues creen que pueden rebelarse y seguir bajando de peso de la misma manera.

Muchos de mis clientes experimentan una pérdida de peso significativa en la primera semana, y a veces les asusta pensar que pueden estancarse. Su reacción ante esto es limitar las porciones. Reducen las porciones de proteína a 3 onzas y las verduras a ½ taza en la cena, y sólo comen proteína y verduras durante la fase 1, dejando de lado los granos fundamentales. O se saltan la fruta del desayuno en la fase 3, pues creen que mientras menos coman más peso perderán. Pero es lo peor que puedes hacer si estás intentando calentar el metabolismo.

La otra posibilidad de reacción es que se dicen algo como: "Oh, por Dios, he bajado demasiado de peso y no puede ser saludable. Lo mejor sería comer más", u "Oye, si puedo perder tanto peso haciendo exactamente lo que dice Haylie, supongo que debería poder comer más y estará bien si no bajo tanto en la segunda semana". Entonces se rebelan y comienzan a hacer trampa, agregan carbohidratos o grasas en los lugares y fases incorrectas, hasta que regresan a sus antiguos hábitos.

Ambas reacciones disfuncionales afectarán la pérdida de peso o la pararán definitivamente.

Tuve una clienta que perdió bastante peso en la primera semana. Se había portado como un ángel, lo cual le había dado excelentes resultados. Durante la segunda semana, el diario de comidas mostró que se había desviado bastante de las porciones de granos del mapa de comidas de la fase 1, y que no le había puesto aguacate a su pan tostado en la fase 3. Incluso se saltó un refrigerio de medio día porque no tenía hambre. Pensó: "Si lo estoy haciendo muy bien y me siento llena y satisfecha, imagínate lo que ocurrirá si como mucho menos". Asistió a cuatro clases de spinning e hizo una carrera larga en una semana. Cuando nos sentamos juntas al final de la segunda semana, sólo había bajado una libra y se sentía bastante agotada. Es increíble lo sencillo que fue convencerla de que comenzara el programa de nuevo (así es, comenzamos de cero). Entonces logró durante cuatro gloriosas semanas de éxito sentirse satisfecha y visitar al masajista más y al instructor de spinning menos.

Puesto que había limitado la comida tanto y había incrementado el ejercicio intenso, me preocupaba que las hormonas de inanición estuvieran al máximo. Si el cuerpo entra en modalidad inanición, las hormonas de estrés aumentan. Y ¿qué hacen estas hormonas de estrés? Le indican al cuerpo que almacene grasa, en lugar de quemarla. ¿Te acuerdas? Bueno, pues esta semana sé amable contigo mismo y cuídate del estrés.

El estrés es, sin duda, uno de los factores centrales de la segunda semana. Por eso también la llamo la semana del "¡Oh, por Dios!" La gente se estresa por el considerable peso que ha perdido, por si ha sido lo suficientemente rápido o si ha sido excesivo. O se van en sentido contrario y se preguntan si dicha pérdida implica que pueden empezar a cambiar las reglas del plan.

Es importante entender que si la culpa y el estrés engordan, ¡sentirse culpable por estar estresado engorda todavía más! Así que esta semana asegúrate de contratar un masaje, date un baño caliente con aceites de lavanda, trata de hacer ejercicio cardiovascular al aire libre en un ambiente agradable y prepárate con la comida, pues es ésta la que te sacará adelante. Alguna vez tuve un cliente que estaba muy ansioso porque estaba por acabarse una pera que había agarrado como refrigerio cuando se dio cuenta de que estaba en la fase 2. "Entré en pánico", me confesó. No entres en pánico, sólo prepárate bien.

Durante la segunda semana haz un esfuerzo consciente por deshacerte del estrés y de la culpa. El estrés fomenta la producción de respuestas hormonales que no deseamos en este momento, así que si te has saltado fases o las has confundido, no te estreses. Sigue adelante, pero con mayor conciencia. Lo mejor que puedes hacer por ti mismo, además de apegarte al plan, es seguir sintiéndote bien por lo que estás haciendo. Siente el poder que tienes, siéntete fuerte, y si cometes un error, perdónate y continúa. Sentirse culpable sólo empeora cualquier desliz.

Estos sentimientos comunes suelen estar fundamentados en temores sobre lo que ocurrió la semana anterior e incredulidad en cuanto a que puedes disfrutar la comida y aun así perder peso, o en pensar que lo que ocurrió la primera semana fue coincidencia y que es imposible que pase dos semanas seguidas. He conocido personas que incluso empiezan a sentirse así hacia el final de la primera semana.

Escucha con cuidado estas sabias palabras: *La verdadera reparación del metabolismo ocurre si nuestro proceso de reparación es estable y constante.*

Cada fase del plan es específica e intensa, razón por la cual le exige mucha energía al cuerpo y no podemos quedarnos mucho tiempo en ella. Si nos quedamos demasiado tiempo en una misma fase, el cuerpo se cansa y no puede hacer el trabajo necesario. Por eso cambiamos de fase de forma cíclica, pero no debes modificarlas o empezar a improvisar, pues el proceso dejaría de funcionar.

La segunda semana es tu oportunidad de agarrar bien el ritmo que establecimos en la primera semana. No es momento de hacer cambios. La estabilidad y la constancia disminuyen el estrés en todos los aspectos de tu vida, tanto a nivel fisiológico como psicológico, de modo que tu cuerpo siente que está bien quemar grasa, pues no hay necesidad de almacenarla. Sólo apégate al programa y todo saldrá de maravilla.

Tal vez durante la segunda semana pienses: "Oh, por Dios. Debo hacer algún cambio para que esto siga funcionando", u "Oh, por Dios. Debo cambiar algo para que no vaya tan rápido este tren". Detente un momento y respira profundo. La segunda semana *no* se trata de hacer cambios drásticos.

En lugar de eso, me gustaría que durante la segunda semana te enfocaras en celebrar lo que disfrutaste la semana anterior, y quizá en aceptar probar nuevos alimentos que no comiste durante la primera semana. También es un buen momento para sentir curiosidad sobre lo que está ocurriendo en tu cuerpo. No hay nada que temer. La primera semana implica confianza; esta semana implica hacerte preguntas y mantener la mente abierta.

No reacciones instintivamente a lo que ocurrió la semana pasada, sino inquisitivamente y con apertura. Tu cuerpo está respondiendo a varios cambios metabólicos sorprendentes, así que en la segunda semana debes convencerlo de que *sí, en verdad lo estamos haciendo y tenemos todo lo que necesitamos. Tenemos suficiente fruta, suficiente grasa, suficientes carbohidratos, suficiente proteína. No te asfixiaré con demasiada comida ni te mataré de hambre al quitarla. Comeremos suficiente.* Esto es lo que tu cuerpo necesita sentir, y la mejor forma de transmitir el mensaje del cerebro al metabolismo es guardando la calma, poniendo atención y siguiendo las reglas.

CADA TIPO DE ENTRENAMIENTO TIENE UN PROPÓSITO

¡No olvides hacer el ejercicio de cada fase! Esta semana intenta que el día de cardio moderado de la fase 1 sea al aire libre o en una clase de baile con música que te encante. Haz al menos un día de levantamiento de pesas pesadas durante la fase 2, aderezado con una buena dosis de rock pesado, para dejar el estrés o la frustración de la semana en un charco de sudor en el gimnasio. También recuerda hacer un día de actividad superrelajante durante la fase 3, como una suave clase de yoga o ese masaje que te debes desde la semana anterior. He descubierto que muchas escuelas de masajistas ofrecen masajes gratuitos o a bajo costo, y suelen ser muy buenos porque los estudiantes intentan impresionar a sus instructores. Si te sientes bien y quieres hacer más, está bien. Sólo respeta el ejercicio de cada fase. Puedes hacer dos días de cardio durante la fase 1, pero no hagas cardio durante las fases 2 o 3. En la fase 2 no hagas otra cosa que no sea levantamiento de pesas, y en la fase 3 sólo haz actividades para reducir el estrés. El ejercicio incrementa la producción de endorfinas, las hormonas de la felicidad, así que combinar los entrenamientos y los alimentos especificados en el mapa de comidas servirá para estimular, reconstruir y reponer a cada uno de los cinco participantes principales, así como para equilibrar la conexión entre cerebro, carne y hormonas.

A continuación te ofrezco un mapa ideal de comidas para la segunda semana. Al igual que en la anterior, puedes sustituir platillos, siempre y cuando pertenezcan a la misma fase.

QUÉ COMER: MAPA DIARIO DE COMIDAS DE LA SEGUNDA SEMANA

FASE 1: SOSEGAR EL ESTRÉS

Hora de despertar	Peso	Desayuno	Refrigerio	Almuerzo	Refrigerio	Cena	Ejercicio	Agua
__:__ am/pm **LUNES**	____	__:__ am/pm ▪ Pan francés con fresas F1	__:__ am/pm 2 chabacanos	__:__ am/pm ▪ Ensalada de espinacas, manzana verde y atún F1	__:__ am/pm ▪ 1 taza de melón	__:__ am/pm ▪ 2 tazas de salchichas de pollo con arroz integral F1		
__:__ am/pm **MARTES**	____	__:__ am/pm ▪ Batido de avena con fruta F1	__:__ am/pm ▪ 1 taza de rebanadas de mango	__:__ am/pm ▪ 2 tazas de salchichas de pollo con arroz integral F1	__:__ am/pm ▪ 1 naranja	__:__ am/pm ▪ Lomo de cerdo con brócoli y piña F1		

Hora de despertar	Peso	Desayuno	Refrigerio	Almuerzo	Refrigerio	Cena	Ejercicio	Agua
__:__ am/pm **MIÉRCOLES**	____	__:__ am/pm ▪ Claras de huevo batidas a la española F2	__:__ am/pm ▪ Envuelto de rosbif, rábano picante y pepino F2	__:__ am/pm ▪ Pimiento rojo relleno de ensalada de atún F2	__:__ am/pm ▪ 1 a 2 onzas de carne seca de pavo	__:__ am/pm ▪ Filete Nueva York en tiras con brócoli al vapor F2		
__:__ am/pm **JUEVES**	____	__:__ am/pm ▪ Omelette de claras con champiñones y espinaca F2	__:__ am/pm ▪ Salmón ahumado y pepinos F2	__:__ am/pm ▪ Ensalada de espinaca y bistec (usa el bistec sobrante de la cena de ayer) F2	__:__ am/pm ▪ 3 claras cocidas con sal de mar y pimienta	__:__ am/pm ▪ 2 tazas de sopa de res y col F2		

Hora de despertar	Peso	Desayuno	Refrigerio	Almuerzo	Refrigerio	Cena	Ejercicio	Agua
__:__ am/pm **VIERNES**	____	__:__ am/pm ▪ Pan de granos germinados tostado con humus F3	__:__ am/pm ▪ ½ taza de nueces crudas con limón, sal marina y jícama	__:__ am/pm ▪ Ensalada de atún con endivias F3	__:__ am/pm ▪ ¼ de taza de pistachos crudos	__:__ am/pm ▪ Estofado de puerco con romero y camotes F3		
__:__ am/pm **SÁBADO**	____	__:__ am/pm ▪ Avena F3	__:__ am/pm ▪ ½ taza de almendras crudas	__:__ am/pm ▪ Ensalaca de jitomate y aceitunas F3	__:__ am/pm ▪ ½ aguacate rebanado con sal de mar	__:__ am/pm ▪ Salmón al horno y camote F3		
__:__ am/pm **DOMINGO**	____	__:__ am/pm ▪ Pan de granos germinados tostado con jitomate y cebolla morada, y huevo F3	__:__ am/pm ▪ Apio con 2 cucharadas de mantequilla de almendra cruda	__:__ am/pm ▪ Ensalada de camarones F3	__:__ am/pm ▪ Humus y pepinos	__:__ am/pm ▪ Basa con corteza de coco y nuez con salsa de alcachofas F3		

Recuerda ser tan creativo como quieras, pero siempre dentro de los lineamientos. No flaquees en la cocina, pues si congelas suficiente comida durante la primera semana, casi no tendrás que trabajar la semana siguiente, a menos que así lo desees. Antes de ir a comprar para las comidas de la siguiente semana, haz un inventario de tu congelador. Básate en las porciones que ya tienes congeladas. ¿Hay algo por ahí que te haya encantado? ¿Almendras crudas o mangos congelados? Determina qué necesitas usar para incluirlo en el mapa de comidas de la semana próxima.

El peso parece esfumarse, y te ves y te sientes fantástico. Es probable que sientas la combustión interna, la grasa que se derrite mientras la llama del metabolismo se aviva. ¡No tengas miedo y deja que tu cuerpo queme todo lo que pueda durante esta segunda semana!

CAPÍTULO OCHO

TERCERA SEMANA: "SI CREES QUE ASÍ ME VEO BIEN..."

Después de dos semanas de hacer la dieta del metabolismo acelerado, para el mundo exterior es bastante obvio que estás bajando de peso. Durante la tercera semana mis clientes me dicen que finalmente están empezando a entender lo que llevo todo este tiempo diciéndoles. Ya lo comprenden. El miedo se ha esfumado y ahora creen que en verdad pueden bajar de peso si comen bien. Ahora te sientes cómodo con la dieta y sabes lo que estás haciendo. Has dado grandes pasos y notas que tu cuerpo responde a ellos. Es una semana de auténtica transformación, en la que el cambio de paradigma se ha concretado. Crees en ti mismo. Crees en tu capacidad para reparar tu metabolismo y acelerarlo.

También ésta es la semana en la que mis clientes dicen que empiezan a recibir comentarios de la gente a su alrededor. La tercera semana es la que capta miradas. Tu energía y confianza se han renovado, y te ves mejor que nunca. Durante la tercera semana muchos de mis clientes también afirman que por fin aceptan que perder peso con la dieta del metabolismo acelerado no es doloroso. Pueden seguir socializando, comiendo con otras personas, y no tienen por qué sentirse aislados. Hay tantas opciones de comida deliciosa que hacer la dieta del metabolismo acelerado en el mundo real es más fácil de lo que jamás imaginaron.

Sin embargo… esta semana tiene su desafío particular. Lo he visto cientos de veces. Me gusta llamarla "la semana pretenciosa" o la semana de "Si crees que así me veo bien, espera a verme con una copa en la mano".

¿Cuánto has bajado? ¿Diez libras? ¿Catorce libras? Seguro piensas: *Oye, no es tan difícil. Éste es mi momento. Si me desvío un poquito, si hago tantita trampa, siempre puedo regresar al buen camino y seguir bajando de peso.* Entonces empiezas a hacer trampa. Piensas: *¿Por qué no tomarme un par de copas de vino en la fiesta?*, o *Es sólo una rebanadita de pastel. No pasa nada*, y vuelves a tomar tu café con leche en las mañanas o cualquier otra cosa. Es ahora cuando empiezas a regresar a los viejos vicios que descompusieron tu metabolismo en un principio.

Recuerda que mi objetivo es que *no* necesites estar a dieta por el resto de tu vida. Mi objetivo es reparar tu metabolismo para que puedas comer en una parrillada, una fiesta infantil o un festejo de cumpleaños, y no sufras del agresivo aumento de peso que conlleva un metabolismo lento. Deseo que seas capaz de disfrutar tu vida, aprendas a moderarte antes y después de un gran evento, seas constante con el ejercicio y te sientas bien en situaciones normales, como salir a cenar a un restaurante o ir a una fiesta.

Se necesitan 28 días para llegar a ese punto. ¡Y punto! No es negociable.

Por muy bien que te sientas, por divertido que sea y por mucha confianza que hayas adquirido, ¡no bajes la guardia! La tercera semana es una semana de peligro.

LA SEMANA DE "SI CREES QUE ASÍ ME VEO BIEN...": QUÉ PUEDES ESPERAR Y CÓMO ES PROBABLE QUE TE SIENTAS

Es obvio que quieres seguir bajando de peso. La dieta del metabolismo acelerado te lo permitirá, pero lo que necesitas entender en este momento, durante esta semana, es que la pérdida de peso *no es mi principal objetivo*. Estoy más interesada en proveerte de un metabolismo acelerado, saludable y en funcionamiento óptimo que en que pierdas peso. Me interesa que encuentres un peso y equilibrio en el cual puedas comer y vivir sanamente todos los días de tu vida. En ese punto, podrás tener una vida rica y satisfactoria sin estar todo el tiempo a dieta. Si ya has bajado de peso, genial, pero eso no quiere decir que el metabolismo ha sido reparado por completo. Todavía no terminamos.

En la dieta del metabolismo acelerado ocurren dos cosas: reparamos tu metabolismo y lo aceleramos. Ambas pueden ocurrir con rapidez, o quizá lleve un poco más de tiempo que el metabolismo acelerado se encienda por completo.

El retraso en la reparación suele ajustarse en la tercera semana. Lo he visto en particular en el caso de clientes que durante mucho tiempo han llevado dietas bajas en carbohidratos. Tenía una clienta que no había comido fruta ni granos durante años. No había probado bocado ni de arroz integral. Lo único que comía era carne, pescado, pollo y verduras. Cuando vino a verme por primera vez, estaba muy preocupada. Dijo que no habría manera de que pudiera comer toda esta comida. Decía: "Con sólo mirar una rebanada de pan tostado subo tres libras". Su experiencia no es tan distinta de la de muchos más que han hecho dietas bajas en carbohidratos por periodos muy largos de tiempo. Se vuelven intolerantes a los carbohidratos y suben mucho de peso aunque los consuman en cantidades mínimas.

Durante las primeras dos semanas perdió muy poco peso y estaba muy preocupada. Le enfaticé que estaba comiendo cientos de onzas de carbohidratos y *no estaba subiendo de peso*. Ésta es la etapa de reparación. Su cuerpo estaba aprendiendo a volver a usar los nutrientes presentes en alimentos ricos en carbohidratos. Una vez que su cuerpo se reeducó a comer carbohidratos de nuevo, comenzó a perder peso en serio, pero, antes de que su metabolismo pudiera comenzar a quemar grasas a gran velocidad, debía reparar lo que le había hecho con años de una alimentación baja en carbohidratos.

Si durante las dos primeras semanas no pierdes tanto peso como habías esperado, enfócate en la gran cantidad de carbohidratos con alta densidad de nutrientes que has estado comiendo, y en las grasas saludables que has disfrutado. Al mantenerte firme también estás viviendo una reparación sustancial de tu metabolismo. ¿Qué pasa cuando comienzas a perder peso? No sólo reparaste tu metabolismo, sino que lo aceleraste de forma sorprendente. No sólo has aprendido a quemar lo que comes, sino también a incinerar tus reservas de grasa.

La reparación del metabolismo no consiste en bajar de peso, aunque la pérdida de peso ocurrirá si tienes muchas libras de más. Se trata de que el cuerpo sea capaz de extraer los nutrientes de la comida de forma efectiva y exhaustiva, de modo que tus reacciones fisiológicas y bioquímicas frente a la vida sean normales y adecuadas. Se trata de lograr cosas importantes como la liberación saludable de hormonas sexuales, tener piel, cabello y uñas radiantes, mejorar la agudeza cerebral y prevenir enfermedades como la diabetes, las cardiopatías, un infarto e incluso cáncer de seno. La pérdida de peso es sólo otro de los maravillosos efectos secundarios de tener un metabolismo acelerado.

Hay que ver el panorama completo. Celebra tus éxitos, pero no te des palmadas tan fuertes en la espalda que te hagan caer de boca. No celebres saliéndote del programa *antes* de completar el ciclo entero de sanación. Hay muchas otras formas de hacerlo que no implican comida, como comprarte ropa nueva, hacerte un facial, una pedicura o exfoliar tu piel, o incluso planear irte a un retiro de yoga o de bienestar físico después de los 28 días.

Es tan crucial que no puedo enfatizarlo demasiado: si haces trampa en este momento, si te detienes justo ahora, *lo único que estarás haciendo es repetir los viejos patrones y apegarte al mismo paradigma obsoleto.* Ya sabes cuál es. Es aquel bajo el cual vivías, aquella prisión de la que tanto intentabas escapar. Es la mentalidad de "Siempre estaré a dieta", o de "Debo hacer dieta para que me quede ese atuendo o para asistir a cierto evento social". Es el viejo paradigma de "No puedo más porque mi peso está fuera de control y estoy tan insatisfecho con mi cuerpo que estoy dispuesto a someterme a lo que sea". ¿Te acuerdas de él?

Quiero que no te vuelvas a sentir así jamás. De eso se trata la reparación del metabolismo. Cuando tu metabolismo sea una hoguera, podrás ponerte toda la ropa que quieras y asistir a cualquier tipo de evento social. Quiero que no vuelvas a sentir que tu peso está fuera de control. No quiero que te sientas insatisfecho con tu cuerpo. Deseo que comas *como una persona normal.* Con esta dieta no perderás peso de forma temporal. A lo largo de todo el programa, estarás aprendiendo a restablecer tu metabolismo con comida, en vez de deprimirlo con dietas. En este momento estás en pleno vuelo, justo a la mitad de una transformación fisiológica, neuroquímica y bioquímica que te recompensará con un metabolismo ágil y saludable.

En ocasiones, mis clientes se sienten tentados a dejar la dieta en la tercera semana. Es crucial que *no* lo hagas. Debes completar el ciclo de 28 días la primera vez que haces la dieta. En ocasiones posteriores puedes regresar a ella sólo por cuestiones de mantenimiento, y hacer una o dos semanas nada más. No hay problema con eso. Muchos de mis clientes la hacen cada tres meses, para que su cuerpo se mantenga alerta y despierto, y su metabolismo siga acelerado. Avivar por temporadas el fuego metabólico enriquece al cuerpo, estimula la absorción de nutrientes y le recuerda al cuerpo que debe transformarlos en el tipo correcto de sustancias y estructuras, como músculo, huesos, hormonas y una química cerebral equilibrada. Algunos de ellos sólo la hacen una o dos veces al año, para recordar cómo es un programa nutricional saludable y bien balanceado. Son ideas que ellos han diseñado, pero, por ahora, estás en el plan de 28 días, ¡así que *debes apegarte a él*!

Les ayudo a mis clientes a prepararse para los *playoffs* de la NBA, para la alfombra roja y para giras musicales agotadoras. Les insisto en que se apeguen al plan hasta que llegue la hora del espectáculo.

Es más importante que nunca ser diligente a medida que la sanación del metabolismo progresa. No estoy lista para dejarte ir a mostrarle al mundo tu nuevo cuerpo. Todavía no llega la hora de tu debut. El espectáculo será 28 días después de que hayas comenzado la dieta del metabolismo acelerado. No es sólo parte de la rehabilitación y la reparación, sino el empujón final para lograr la combustión. Pero si te sales del programa ahora, tu cuerpo sólo habrá experimentado las tres fases durante dos semanas de tu ciclo mensual de 28 días.

Tu cuerpo no ha terminado el maratón de reparación metabólica aún. ¿Acaso sacas la ropa de la lavadora antes del ciclo de enjuague? ¿Sacas el coche del taller a la mitad del proceso de cambio de aceite? ¿Te levantas en medio de una cirugía de emergencia y le dices al doctor: "Oiga, creo que ya ha sido suficiente por hoy"?

Cuando era más joven, estuve en un accidente automovilístico grave. Durante años tuve que hacer fisioterapia, terapia ocupacional y terapia de recuperación del habla. Era desgastante y difícil, pero tuve un cirujano fabuloso a quien le apasionaba enseñarme el panorama completo. Tenía anillos honorarios del Super Bowl por el trabajo milagroso que había hecho al rehabilitar a jugadores de la NFL, así como jugadores de hockey y de golf profesionales. Siempre me decía: "Sabremos que tuviste éxito cuando hayas regresado a la cancha". Ésa era su frase distintiva. Así que yo me visualizaba como una atleta que debía regresar al juego. No sólo hacía la fisioterapia para mejorar mi rango de movilidad, sino para volver a estar en la cima.

Lo mismo ocurre con la dieta del metabolismo acelerado. No se trata de perder peso, sino de volver a comer y de que tu cuerpo se desempeñe a nivel metabólico como el de cualquier deportista profesional. Su objetivo es permitirte volver al juego de la vida y sacarte de la soledad que implican las dietas.

Al igual que yo, ese doctor era un sargento y las cosas se debían hacer a su manera, según afirmaba. Yo debía ser constante, debía ser firme y debía ser diligente. Debía ir a su consultorio o se negaría a atenderme. Debía seguir su programa al pie de la letra hasta que estuviera lista para ser dada de alta.

Aún no estoy lista para darte de alta. Eso ocurrirá al terminar los 28 días, no antes. Aunque te veas muy bien, y aunque te verías mejor con una copa en la mano, posterga un poco más el consumo de esa bebida, por favor. Todavía no firmes la salida, pues *no hemos terminado.*

Este programa no es una solución fácil. La tercera semana es crucial, así que mantente alerta, sé constante y no quites la vista del premio mayor: un metabolismo acelerado y el hecho de que jamás tendrás que volver a privarte de la comida real.

NO DEJES PASAR EL EJERCICIO ESTA SEMANA

No olvides hacer los ejercicios de cada fase: uno o dos días de cardio moderado en la fase 1, uno o dos días de levantamiento de pesas pesadas en la fase 2 y de uno a tres días de actividades superrelajantes en la fase 3. No es hora de hacer de lado el ejercicio. Ahora estás liberando la grasa a buena velocidad, y tu cuerpo está trabajando con diligencia para convertirla en combustible. No quieres que se redistribuya en el cuerpo, sino quemarla o convertirla en músculo con el ejercicio. Recuerda hacer el entrenamiento *específico de cada fase* durante 28 días. Es crucial para una auténtica transformación estructural.

Necesitas moverte para desarrollar músculo. Usa tu nueva energía y confianza en ti mismo para aumentar el ejercicio un poco en cada fase. Te estás volviendo más rápido, fuerte y mejor para relajarte, así que asume con una sonrisa lo que está ocurriendo. Tu cuerpo se está transformando frente a tus ojos.

QUÉ COMER: TU MAPA DIARIO DE COMIDAS DE LA TERCERA SEMANA

De nueva cuenta, te ofreceré un mapa de comidas que te dirá exactamente qué comer esta semana. Recuerda, puedes intercambiar platillos pertenecientes a la misma fase, o recurrir a algunas de mis sugerencias, pero no a otras. Si quieres comer lo que te sobró de la primera semana durante toda la tercera para no cocinar, ¡perfecto! Si quieres probar nuevos platillos, ¡adelante! Siempre y cuando te apegues a los alimentos y refrigerios específicos de cada fase y las porciones sean las correctas, puedes adaptar el plan a tus propias necesidades.

También es buen momento de releer las reglas de la dieta del metabolismo acelerado. ¡No vayas a intercambiar las fases! Te ves bien, pero todavía no puedes comer como si ya tuvieras un metabolismo acelerado.

PERFIL DE UNA TRAMPOSA DE LAS FASES

Tuve una clienta llamada Layla, quien bajó mucho de peso con la dieta del metabolismo acelerado, pero no durante la tercera semana. En vez de bajar, subió de peso, precisamente por las razones que te acabo de explicar. Se veía bien y lo sabía. Sentía que había salido de la crisis, y además estaba loca de ocupada. Así que comenzó a hacer una pequeña trampa aquí y otra allá, dejó de tomar suficiente agua, empezó a tomar vino y se permitió comer uno que otro postre. También se saltó el almuerzo del lunes y cenó tarta de queso. En la fase 1 redujo la cantidad de fruta para compensar los carbohidratos (lo cual no funciona), y comió cordero en la fase 2, el cual sólo está en la lista de la fase 3. Se estancó e incluso subió una libra en un día.

Layla no estaba lista aún. Su metabolismo estaba mejorando, pero no estaba reparado por completo. A pesar de que tenía una semana muy pesada, dejar de tomar agua fue un gran error, pues ésta es crucial para expulsar las toxinas que están siendo liberadas por toda la grasa que se está quemando. Si reduces la cantidad de agua en esta semana, las hormonas producidas por las suprarrenales le indicarán al cuerpo que baje el ritmo de pérdida de peso mientras se hace cargo de las toxinas recién liberadas. También debes respetar las fases hasta que terminen las cuatro semanas, así como los tamaños de las porciones. No te saltes comidas ni refrigerios. No comas algo fuera de fase hasta que tu cuerpo esté listo, y no lo está todavía. A pesar de su desliz, Layla regresó al buen camino y se sacudió la culpa para poderse sacudir los libras de más. Hoy en día se ve guapísima, aunque le costó un poco más de lo que esperaba llegar a donde está.

Mantén la fuerza precisamente porque te ves muy bien. Sólo falta una semana más. La última semana es la más sencilla porque te estás volviendo experto en la dieta del metabolismo acelerado. El peso seguirá esfumándose, así que apégate al plan y sigue haciéndolo como hasta ahora.

Vas por buen camino. Puedo imaginar que incluso has comenzado a reeducar a tus familiares y amigos, y les compartes de tu almuerzo o refrigerios con orgullo. Ya no te escondes ni estás aislado en el mundo de las dietas. Te has vuelto experto en comida y te emociona todo lo que ella puede hacer por tu cuerpo. Está ocurriendo. Te estás convirtiendo en una de esas personas que declaran sin reparos: "Claro, es que tengo un metabolismo acelerado".

MAPA DE COMIDAS DE LA TERCERA SEMANA

	Hora de despertar	Peso	Desayuno	Refrigerio	Almuerzo	Refrigerio	Cena	Ejercicio	Agua
FASE 1: SOSEGAR EL ESTRÉS	__:__ am/pm **LUNES**	____	__:__ am/pm ▪ Batido quemagrasas de mango congelado F1	__:__ am/pm ▪ 1 naranja	__:__ am/pm ▪ Ensalada de espinacas, manzana verde y atún F1 ▪ 15 galletas de arroz	__:__ am/pm ▪ 1 taza de semillas de granada	__:__ am/pm ▪ Pollo a la italiana con arroz salvaje F1		
	__:__ am/pm **MARTES**	____	__:__ am/pm ▪ Avena F1	__:__ am/pm ▪ 1 taza de piña	__:__ am/pm ▪ Pollo a la italiana y arroz salvaje (sobrante) F1	__:__ am/pm ▪ 1 naranja	__:__ am/pm ▪ Chili F1		

Hora de despertar	Peso	Desayuno	Refrigerio	Almuerzo	Refrigerio	Cena	Ejercicio	Agua
__:__ am/pm **MIÉRCOLES**	____	__:__ am/pm ▪ Claras de huevo batidas a la española F2	__:__ am/pm ▪ 1 a 2 onzas de carne seca de pavo	__:__ am/pm ▪ Envuelto de rosbif, mostaza y lechuga F2	__:__ am/pm ▪ ½ porción de ensalada de atún y pepino F2	__:__ am/pm ▪ Mero a la parrilla con brócoli F2		
__:__ am/pm **JUEVES**	____	__:__ am/pm ▪ Omelette de claras con champiñones y espinaca F2	__:__ am/pm ▪ ½ porción de ensalada de atún y pepino (sobrante) F2	__:__ am/pm ▪ Ensalada de espinaca con el mero sobrante, cilantro y jugo de limón F2	__:__ am/pm ▪ Rebanadas de rosbif con rebanadas de pepino	__:__ am/pm ▪ Estofado de puerco con especias italianas F2		

Hora de despertar	Peso	Desayuno	Refrigerio	Almuerzo	Refrigerio	Cena	Ejercicio	Agua
__:__ am/pm **VIERNES**	____	__:__ am/pm ▪ Pan de granos germinados tostado con mantequilla de nueces y moras F3	__:__ am/pm ▪ 2 onzas de camarones con gajos de limón	__:__ am/pm ▪ Ensalada de jitomate con tres huevos F3	__:__ am/pm ▪ ¼ de taza de almendras crudas	__:__ am/pm ▪ Salteado de camarón y verduras F3		
__:__ am/pm **SÁBADO**	____	__:__ am/pm ▪ Batido de nueces, moras y avena F3	__:__ am/pm ▪ ½ aguacate rebanado con sal de mar	__:__ am/pm ▪ Ensalada de atún con endivias F3	__:__ am/pm ▪ Ensalada de tres huevos F3	__:__ am/pm ▪ Pollo con curri de coco F3		
__:__ am/pm **DOMINGO**	____	__:__ am/pm ▪ Apio con mantequilla de almendra y chispas de algarrobo F3	__:__ am/pm ▪ Ensalada de tres huevos (sobrante) F3	__:__ am/pm ▪ Pollo con curri de coco (sobrante) F3	__:__ am/pm ▪ ¼ de taza de almendras crudas	__:__ am/pm ▪ Salteado de pollo al ajonjolí F3		

CAPÍTULO NUEVE

CUARTA SEMANA: ¡CON TODO!

Estoy muy orgullosa de ti. Has llegado a la cuarta semana. Es probable que no sólo te hayas acostumbrado a comer de una forma completamente nueva, sino que también concibas la comida en otros términos. Para muchas personas, ésta habrá sido una gran transición. ¡Lo lograste! Has llegado a la última semana.

Ha llegado la hora de mirar hacia atrás y ver lo que has logrado en los últimos 21 días. Ya sea que hayas diseñado tus propios mapas o hayas seguido los menús que te sugerí, es momento de sacarlos y ver qué te funcionó. ¿Aumentaste las porciones de espinacas y brócoli durante la fase 2, y al parecer eso te ayudó a sentirte lleno y perder más peso? ¿Sentiste que el pan francés de la fase 1 te satisfizo más que el pan tostado simple con fruta? ¿Acaso la avena o el chili te hicieron sentir acalorado y mareado?

¿Cuáles han sido las claves que te han llevado al éxito hasta este punto? Ésta es la mejor semana para examinar cuáles fueron las cosas que te gustaron, cuáles redujeron en serio tus hormonas de estrés y cuáles te hicieron sentir de maravilla.

Es hora de darlo todo.

Es la semana para hacerlo. Sé perfecto. Sé fuerte. Sé increíble. Haz cada fase al pie de la letra. Haz el ejercicio apropiado para cada fase. Completa el proceso de reparación y enciende la hoguera del metabolismo.

También es buen momento para hacer todo lo que quisiste durante las cuatro semanas y que no has hecho aún: revisa las recetas del capítulo once que no has probado todavía. ¡Hazlas! (O quédate con tus favoritas o con los sobrantes de las de las semanas anteriores, si te es más fácil.) Si hay ejercicios específicos de cada fase que no has intentado aún (una clase de meditación, un seminario de respiración profunda), ¡adelante! Por lo regular, mis clientes afirman que la cuarta semana es bastante sencilla. Se dan cuenta de que están por terminar, se sienten bien por haber perdido peso y quieren llegar a la meta con la cara en alto.

¡Tú también puedes hacerlo! Durante tres semanas has estado utilizando los alimentos como medicina para mejorar tu salud y bienestar físico, así que debes sentirte de maravilla, equilibrado y estable, con control sobre tus antojos, más fuerte y liviano y mejor que hace cuatro semanas. Haz de ésta la mejor semana de todas y disfruta lo más posible el trabajo increíble que has hecho.

LA SEMANA DE DARLO TODO: QUÉ PUEDES ESPERAR Y CÓMO ES PROBABLE QUE TE SIENTAS

Estás por empezar la última semana de tu ciclo personal de 28 días, la cual también es la última semana de la dieta del metabolismo acelerado. Recuerda que tu cuerpo, en esta parte específica del ciclo de cuatro semanas, *nunca ha probado esta dieta en particular*. Para tu cuerpo, cada una de las cuatro semanas es una experiencia completamente nueva porque tu metabolismo está en momentos distintos. Estás en etapas distintas de reparación y reconstrucción, y cada vez que pasas por las tres fases, tu cuerpo se vuelve más saludable. Aunque estés satisfecho y contento con la cifra que marca la báscula, no debes olvidar que tu cuerpo aún no ha sido del todo reparado. Estás muy cerca, pero no quieres detenerte antes de llegar a la meta.

Adopta en serio los principios durante esta semana. Apégate de forma precisa y exacta al mapa de comidas y a la lista de compras, incluso si anhelas beber una copa de vino o comer un postre al terminar. Es la última semana para avivar el metabolismo. ¡Olvídate de los leños húmedos!

¡CON TODO!

El ejercicio es como un líquido inflamable que ayuda a encender tu hoguera metabólica. Marca la diferencia entre encenderla sólo con un cerillo y hacerlo con un cerillo y el líquido inflamable. Todos hemos visto los resultados sorprendentes que se obtienen con ese empujón extra que prende la chispa y la hace arder. Así que dale con todo al ejercicio: uno o dos días de cardio moderado en la fase 1, uno o dos días de levantamiento de pesas pesadas en la fase 2 y de uno a tres días de actividades superrelajantes, como yoga, un paseo en el parque en un día soleado o un masaje. Considera si te gustaría continuar viviendo de esta forma una vez que hayas terminado la dieta del metabolismo acelerado. Un poco de cardio, un poco de pesas y un poco de manejo de estrés cada semana es crucial para mantenerse sano. Con frecuencia les digo a mis clientes que sería millonaria si pudiera embotellar un producto que les ofreciera los mismos beneficios a la salud que el ejercicio moderado y la reducción del estrés. Todos estaríamos bailando y divirtiéndonos en mi yate privado.

QUÉ COMER: TU MAPA DE COMIDAS DIARIO PARA LA CUARTA SEMANA

Extrañarás que te diga qué hacer cuando se terminen estas cuatro semanas, ¿verdad? Así que, por última vez, te diré exactamente qué comer. Recuerda que puedes intercambiar platillos de la misma fase, o comer algunos de los platillos sugeridos, pero otros no. Además, estás en la recta final, así que no es momento de echar a volar la creatividad en cuanto a las reglas o de empezar a intercambiar fases. Sí, alguna vez me quité una férula del tobillo una semana antes de terminar el tratamiento, pero tenía una exhibición hípica importante al día siguiente, era joven, y mi madre debía trabajar esa noche, así que no estaba en casa para disuadirme. Creo que todos estamos de acuerdo en que ya no estamos tan jóvenes ni somos tontos, así que te prohíbo que te desvíes del camino. Ambos sabemos que necesitas, deseas y mereces lo que te está ocurriendo, así que no rompas mis reglas. Por el contrario, dale con todo y termina con todas tus fuerzas. Mientras estás en el proceso de hacer la dieta durante esta última semana, quiero que empieces a pensar en qué harás cuando termines esta dieta. En el próximo capítulo, "Vivir con un metabolismo acelerado", lo discutiremos a profundidad, pero es probable que por ahí del miércoles de esta última semana te hagas consciente de que está por terminarse y te preguntes: "¿Qué haré la próxima semana?" Quizá estás frente a una transición fundamental en tu vida, así que mientras experimentas los dolores de parto de la cuarta semana, quiero que empieces a planear de forma estratégica tu futuro.

Aunque algunos aspectos del metabolismo tienen un componente genético, en la mayoría de los casos el metabolismo lento se debe a cómo ha sido tu vida. ¿Cómo la vivías antes? ¿De qué forma es distinta a lo que has vivido en los últimos 28 días? ¿Qué has aprendido en las últimas cuatro semanas sobre la manera en la que tu cuerpo *desea* vivir? ¿Qué cosas crean un ambiente óptimo para tu cuerpo, tu metabolismo y tu bienestar físico general?

Si te sientes mejor, con más claridad y lleno de energía sin necesidad de cafeína, ¿en verdad deseas volver a lo anterior? Si te sientes más feliz, calmado y desintoxicado al no comer azúcares refinadas, gluten o maíz, ¿en serio quieres volver a comerlos?

Si es así, tu metabolismo estará más preparado para enfrentar estos alimentos de vez en vez, en cantidades moderadas. Sin embargo, considera lo bien que te sientes sin ellos. Algunas personas *regresarán* a sus hábitos poco saludables, pero el metabolismo acelerado lo compensará. Por desgracia, si sigues arrastrándote hacia el callejón de la comida que no le proporciona a tu cuerpo los nutrientes que necesita y que contiene ciertas sustancias tóxicas que no requieres y que sólo hostigan tu hígado y promueven la acumulación de grasa, ¿qué crees que ocurrirá? Estarás de nuevo donde empezaste. Un metabolismo acelerado te servirá si llevas un estilo de vida saludable, pero es incapaz de anular como por arte de magia uno que sea del todo disfuncional.

Así que esta semana, mientras te entregas por completo al plan, piensa cómo puedes entregarte por completo a tu vida. Con esto quiero decir que vivas como si de verdad fuera tu intención hacerlo, con propósito y criterio. Cuida tu cuerpo. Acabas de arreglarlo. ¿Te gustaría que se descompusiera otra vez?

Antes de regresar a tu vida "normal" y de comer como la gente "normal", debes entender lo que esto significa. En caso de que todavía no estés seguro, observa cómo te has estado alimentando durante las últimas cuatro semanas. No te has privado de ningún grupo alimenticio. Has comido proteína, frutas, verduras y granos. Has estado perdiendo el excedente de peso de forma regular. Tu fisiología y química interna han mejorado. Te ves mejor. Te has ejercitado con moderación. Tu estado de ánimo ha mejorado. ¿No te gustaría vivir así todo el tiempo?

Mi objetivo es que aprendas a vivir en equilibrio y disfrutes tu vida sin que eso represente un riesgo para tu salud. La obesidad y el aumento de peso provocan incrementos en los casos de diabetes, cáncer de seno, depresión, cardiopatías y muchas otras enfermedades crónicas. Estás en el buen camino y has aprendido mucho sobre cómo mejorar tu salud. Has participado, tenido éxito y causado impacto en la báscula, tu salud y tu vida entera.

Hace poco me reuní con una clienta a quien no había visto en años. Está entrando a la menopausia y buscaba algunas terapias naturales que la ayudaran a sortear los cambios hormonales. Ya había reiniciado la dieta del metabolismo acelerado y había completado el ciclo de 28 días, con lo que regresó a su peso ideal. Hacía seis años que había hecho una versión del plan conmigo, así que me sorprendió que no hubiera olvidado el ritmo, los alimentos ni las fases después de tanto tiempo. Me dijo que, como parte de un estilo de vida saludable, había mantenido muchos de los cambios inspirados por la dieta, pero sentía que necesitaba un ajuste estricto, no sólo para regresar a su peso ideal, sino también para recordarse lo bien que se sentía su cuerpo y cómo respondía ante los buenos tratos. Me recitó varias de las que llamó "Las frases célebres de Haylie", como "No te prives de comida y luego te prives en la caminadora" (come antes de ejercitarte), o "Prefiero una orden judicial que comida artificial" (nada de edulcorantes artificiales), o "Si dice ser libre, déjalo ir" (no compres productos que dicen ser de dieta o estar libres de grasas o azúcares). ¡Me sentí muy orgullosa! Me llenó de orgullo que su postura ante su salud fuera preventiva, que tomara la iniciativa de reiniciar un programa de dieta que promovería su salud y le permitiría regresar a su peso ideal, y de que nos llevara a mí y a mis frasecitas cursis en su aventura de vida durante los últimos seis años.

Ya que es nuestra última semana juntos en este breve plan de 28 días, considera la posibilidad de que siga siendo tu nutrióloga por muchos años. Estaré contigo toda la vida, la cual disfrutarás gracias a las mejorías en tu salud y en tu equilibrio corporal, y a que has alcanzado el peso más saludable posible.

Considera elegir alimentos balanceados y saludables de ahora en adelante. Considera la opción de preferir casi siempre alimentos ricos en nutrientes en vez de alimentos con calorías vacías. Considera que puedes moverte y liberar el estrés y comer toneladas de verduras. Piensa en todo lo que has aprendido y cómo puedes vivir bajo esos principios esta semana, la próxima y el resto de tu vida. Lleva contigo lo que has ido recopilando. Ya sabes cómo estimular a los cinco participantes principales y tienes las herramientas para encender, avivar y mantener la hoguera metabólica, así que durante esta semana acepta los cambios que has hecho y piensa en cómo algunos de ellos podrían no sólo cambiarte la vida, sino ser para toda la vida.

MAPA DE COMIDAS DE LA CUARTA SEMANA

	Hora de despertar	Peso	Desayuno	Refrigerio	Almuerzo	Refrigerio	Cena	Ejercicio	Agua
FASE 1: SOSEGAR EL ESTRÉS	__:__ am/pm **LUNES**	____	__:__ am/pm ▪ Batido quemagrasas de mango congelado F1	__:__ am/pm ▪ 1 manzana	__:__ am/pm ▪ Sándwich abierto de atún F1	__:__ am/pm ▪ 1 taza de piña	__:__ am/pm ▪ 2 tazas de sopa de col rizada, frijoles blancos y pavo F1		
	__:__ am/pm **MARTES**	____	__:__ am/pm ▪ Pan francés con fresas F1	__:__ am/pm ▪ 1 naranja	__:__ am/pm ▪ 2 tazas de sopa de col rizada, frijoles blancos y pavo (sobrante) F1	__:__ am/pm ▪ 1 pera	__:__ am/pm ▪ 2 tazas de pollo a la italiana con arroz salvaje F1		

FASE 2: DESBLOQUEAR LA GRASA

Hora de despertar	Peso	Desayuno	Refrigerio	Almuerzo	Refrigerio	Cena	Ejercicio	Agua
__:__ am/pm **MIÉRCOLES**	____	__:__ am/pm ▪ Omelette de claras con champiñones y espinacas F2	__:__ am/pm ▪ Rebanadas de pavo con mostaza	__:__ am/pm ▪ 2 tazas de sopa de poro, col rizada y res F2	__:__ am/pm ▪ Carne seca de pavo	__:__ am/pm ▪ Pollo a la mostaza con canela horneado y espinacas con limón y ajo F2		
__:__ am/pm **JUEVES**	____	__:__ am/pm ▪ Salmón ahumado con pepino F2	__:__ am/pm ▪ 3 claras de huevo duro con sal de mar	__:__ am/pm ▪ Pollo a la mostaza con canela horneado (sobrante) sobre ensalada con aderezo de la F2	__:__ am/pm ▪ Rebanadas de pavo con mostaza	__:__ am/pm ▪ Sopa de poro, col rizada y res (sobrante) F2		

Hora de despertar	Peso	Desayuno	Refrigerio	Almuerzo	Refrigerio	Cena	Ejercicio	Agua
__:__ am/pm **VIERNES**	____	__:__ am/pm ▪ 1 rebanada de pan de granos germinados, tostado, ½ aguacate, jitomate y rebanadas de pepino F3	__:__ am/pm ▪ 2 onzas de camarones con gajos de limón	__:__ am/pm ▪ Ensalada de jitomate y aceitunas con rebanadas de pollo o pavo F3	__:__ am/pm ▪ Rebanadas de pimiento con aderezo de la F3	__:__ am/pm ▪ 2 tazas de salteado de pollo al ajonjolí F3		
__:__ am/pm **SÁBADO**	____	__:__ am/pm ▪ Batido de nueces, moras y avena F3	__:__ am/pm ▪ ½ aguacate rebanado con sal de mar	__:__ am/pm ▪ Ensalada de atún con endivias F3	__:__ am/pm ▪ Apio con humus F3	__:__ am/pm ▪ Estofado de puerco al romero con camote F3		
__:__ am/pm **DOMINGO**	____	__:__ am/pm ▪ Apio con mantequilla de almendra y chispas de algarrobo F3	__:__ am/pm ▪ Apio con aderezo de la F3	__:__ am/pm ▪ Ensalada con 2 tazas de espinaca, ½ taza de humus, jitomates cherry, apio, cilantro y aderezo de la F3	__:__ am/pm ▪ ¼ de taza de almendras crudas	__:__ am/pm ▪ Quesadilla de aguacate F3		

Tal vez quieras echarle el último vistazo al congelador, refrigerador y alacena para inventariar y cambiar alguna de estas comidas por cosas que tengas a la mano. Termina la semana con algunos de tus platillos favoritos de las anteriores, o con recetas nuevas de la siguiente sección que te mueras por probar. No te preocupes si no alcanzas a probar todo, pues son recetas que puedes seguir haciendo y disfrutando una vez que termines la dieta del metabolismo acelerado. Mis hijos tienen varias recetas favoritas entre las del capítulo once, muchas de las cuales uso en fiestas y eventos sociales, así que no sólo son recetas "de dieta". Son para toda la vida.

¡Has terminado! ¡Lo lograste! Cuando llegues al final de esta semana y hayas perdido aunque sea media libra al día durante las últimas cuatro semanas, habrás rehabilitado por completo tu metabolismo disfuncional y obtenido salud abundante, un buen equilibrio hormonal, niveles estables de colesterol y un sistema inmunológico sano. Juntos, los cinco participantes principales, tú y yo, hemos hecho un gran trabajo en estos 28 días. Estoy muy orgullosa de ti y espero que nos encontremos en otras aventuras de vida. Sin embargo, antes de dejarte ir, quisiera que habláramos sobre cómo será la vida con este cuerpo nuevo y hermoso que debes cuidar.

CUARTA PARTE

EL METABOLISMO ACELERADO EN ACCIÓN

CAPÍTULO DIEZ

VIVIR CON UN METABOLISMO ACELERADO

¡Felicidades! Hiciste algo verdaderamente increíble. Reparaste tu metabolismo, encendiste el motor y estás quemando grasas como nunca en tu vida. Y lo hiciste con las herramientas que tanto te asustaban en el pasado. Lo hiciste disfrutando la comida. Sin pastillas, sin cirugía, sin tortura. Sólo con deliciosa comida real, aderezada con una cantidad sensata de actividad física y una considerable reducción de estrés. Debes sentirte increíble, muy distinto a como te sentías antes de empezar.

Revisemos en dónde estás situado. Apuesto que te sientes muy diferente que antes de comenzar porque tu hígado, tus glándulas suprarrenales, tu tiroides, tu glándula pituitaria y tu estructura física finalmente están obteniendo lo que en verdad necesitan. Mírate al espejo: ¿tu piel es más radiante y tersa?, ¿tu cuerpo está más tonificado?, ¿tu cabello es más grueso, brillante y saludable?, ¿tus uñas crecen con mayor rapidez?, ¿tienes más energía?, ¿cuántas pulgadas perdiste?, ¿cuántas libras bajaste?, ¿te queda diferente la ropa?

Quiero que pienses en cómo ha cambiado tu vida en las últimas cuatro semanas. ¿Qué es lo que más te ha gustado de este plan de alimentación? ¿Disfrutaste llegar a casa a saborear el aroma del platillo que se estaba cocinando en la olla eléctrica? ¿Cómo te sentiste después de comer mangos a las 4:00 p.m., en vez de algún refrigerio azucarado artificial? ¿Cómo fue tener un almuerzo listo cada mañana y listo para llevar, así como un congelador lleno de opciones deliciosas para la cena?

¿Cómo se sintió desayunar a diario y nunca irte a la cama con el estómago vacío? ¿Cómo se sintió que tu familia se sintiera atraída a la cocina por el delicioso olor de la comida saludable? ¿Disfrutaste comer con amigos e incluso compartir con ellos algunos platillos de la dieta? ¿Te gustó tener un sistema claro de horarios, fases y comidas? Recuerda todas las experiencias que hayas tenido en estos 28 días. ¿Cuáles te gustaría repetir en la vida cotidiana?

¿Acaso estás listo para regresar a la vida normal?

Completaste un ciclo de 28 días, pero ¿alcanzaste tu peso meta? Regresa al capítulo cinco, en donde anotaste el peso que deseabas tener. ¿Qué tan cerca estás de él?

Si necesitabas bajar mucho más de 20 libras, es probable que no hayas alcanzado la meta aún, pero no te preocupes. Si aún te falta bastante peso por perder, puedes hacer el plan de nuevo. De hecho, puedes seguir el programa por siempre y seguir bajando. Y sea que necesites perder otras 20 libras, o 40, o incluso 100, puedes seguir comiendo hasta llegar a la meta, y en el camino adquirirás salud duradera y sostenida.

REPETIR LA DIETA

Si aún tienes peso por perder, te recomiendo regresar al inicio y volver a hacer el ciclo de 28 días completo una vez más. Muchos de mis clientes hacen dos o tres ciclos, hasta que se encuentran en donde quieren estar. Pero ¿qué pasa si sólo quieres perder otras cinco, siete o diez libras?

No hay problema. Tras terminar las cuatro semanas, puedes agregar tantas semanas adicionales como necesites —una, dos, siete o las que sean— hasta que estés en el peso deseado. Aun si sólo tienes unas cuantas libras de sobrepeso, aunque sean cinco, continúa hasta llegar a la meta. Tal vez sólo se requiera una o dos semanas adicionales, pero hazlas. Es importante que llegues a la meta. De otro modo, te garantizo que dentro de cinco años seguirás teniendo problemas con esas mismas cinco libras. Deshazte de ellas ahora mismo y deja que sean otros los que cuenten historias de cuando estuvieron a punto de lograr sus objetivos... porque tú habrás logrado el tuyo.

Como ya dije, muchos de mis clientes hacen el ciclo de 28 días una vez cada tres meses para mantener al metabolismo entrenado, como si fuera un atleta. Otros lo hacen una o dos veces al año. Tuve una clienta que hizo dos ciclos de la dieta del metabolismo acelerado y llegó a su peso ideal en esos primeros 56 días. Sin embargo, lleva una vida tan agitada y demandante, y viaja todo el tiempo, que hace la dieta del metabolismo acelerado una semana al mes. Lleva años haciéndola religiosamente, y le funciona. Dice que mantiene el fuego del metabolismo encendido y que el resplandor dura todo el mes. También asegura que la dieta le recuerda que puede cocinar comida nutritiva, reconfortante y enriquecedora, y que esos momentos de sentirse como una diosa en su hogar la hacen mantener los pies en la tierra.

Ya sea que hagas la dieta del metabolismo acelerado durante 28 días o cuatro, seis u ocho ciclos, en algún punto deberás dejar de perder peso y quedarte en el que te hace feliz y te mantiene saludable. Aunque no lo creas, también tengo algunas reglas para cuando alcanzas tu meta.

Cuando hayas alcanzado tu peso ideal, te habrás graduado de la dieta. Has probado las mieles de la auténtica salud, así que en este capítulo te mostraré cómo seguir cosechando todos los beneficios saludables por los que has trabajado tanto. Éste es mi plan de mantenimiento que sí funciona y funciona para siempre.

REGLAS DE MANTENIMIENTO

1. Más vale una orden judicial que comida artificial.
2. Siempre come durante la primera media hora después de despertar.
3. No te prives de comida y luego te prives en el gimnasio.
4. Tres comidas, dos refrigerios.
5. Celebra las delicias estacionales.
6. Siente orgullo de tu cultura.
7. Date tiempo para hacer pasteles.
8. Traza el camino.
9. Los mejores platillos se cuecen a fuego lento.
10. Sigue congelando.
11. Siempre trae contigo refrigerios de impacto.
12. No vuelvas a los vicios.
13. Bebe agua.
14. Sigue en movimiento.
15. Repite la dieta cada vez que sea necesario.

16. Elige productos orgánicos.
17. Complementa.
18. Disfruta la vida.
19. No niegues tu amor por la comida.

VIVIR DE FORMA SALUDABLE TODA LA VIDA

Amo a mis caballos. Los alimento bien, los cepillo bien y los consiento. Reciben mucha atención, aunque no se compara con la manera en que se les trata a algunos caballos de carreras y de concurso, los cuales tienen sus propios masajistas privados que les ayudan a relajar los músculos, reciben terapias de reiki que manipula su energía, e incluso tienen cobijas especiales con magnetos integrados que sirven para tratar las inflamaciones. Comen seis veces al día y tienen varias sesiones de adiestramiento y aseo durante el día. Se les mima y quiere. Es fácil identificar a un caballo bien alimentado, pues cuando está en una exhibición brilla e irradia belleza y confianza.

¿Por qué no te tratas a ti mismo de esta forma? ¡Puedes hacerlo! Ahora que ya despertaste a tu metabolismo y lo pusiste en forma, quiero que te veas a ti mismo como un entrenador vería a un valioso caballo de concurso. Quiero que te valores, te respetes y te nutras para que te desempeñes al máximo. Deseo que brilles. Deja que la vida sea tu escenario. Trátate como si tuvieras el potencial de ganar la Triple Corona. Sacúdete la melena y sal al mundo. Quiero que respetes tu propio nivel de desempeño metabólico y valores lo que has logrado con tu propio cuerpo. Sigue adelante con orgullo y dignidad, y con el compromiso de que nunca volverás a maltratar tu cuerpo.

Eres un campeón. Has estado encerrado en mi establo, así que es hora de salir y reflejar frente al público el cuidado que te has procurado los últimos 28 días.

Este tipo de autocuidado debería ser tu nueva realidad al regresar a la vida real después de cuatro semanas de hacer la dieta del metabolismo acelerado. Sé que tal vez te sientas un poco nervioso, pues regresar a la vida cotidiana puede parecer aterrador. Quizá te preguntas: "¿Y si regreso a mis viejos hábitos dañinos?"

No te preocupes. Has adquirido hábitos tan positivos aquí que los viejos vicios no volverán a tener cabida. Además, eres más fuerte que hace un mes.

Sin embargo, para no recuperar el peso y mantener al metabolismo acelerado, te ofrezco algunos principios fundamentales que recomiendo que sigas en tu vida cotidiana.

LAS HERRAMIENTAS PARA VIVIR CON UN METABOLISMO ACELERADO

Herramienta 1: Más vale una orden judicial que comida artificial

Sin importar lo que comas, asegúrate de que sea real. La gente se obsesiona con leer las etiquetas y contar las calorías, o los carbohidratos, o los onzas de grasa, pero, en mi opinión, ¡eso es lo de menos! Observa la lista de ingredientes. Si no sabes qué es cada uno de ellos, mejor déjalo donde lo encontraste. Un poco de azúcar, algo de aceite vegetal, cosas así están bien, pues al menos sabes lo que son. Pero, si no sabes lo que es, déjalo en la estantería. Ten especial cuidado con endulzantes y grasas artificiales. Éstos son brutalmente dañinos para el metabolismo y no califican como comida real.

Herramienta 2: Siempre come durante la primera media hora después de despertar

Mi abuela siempre dice que el desayuno es la comida más importante del día. Y hacerlo es un excelente hábito. Si no comes casi inmediatamente después de despertarte en las mañanas, le estás exigiendo a tu cuerpo que piense, trabaje, conduzca y haga todo lo que necesitas hacer durante el día sin combustible alguno. Como consecuencia, tus glándulas suprarrenales producirán las hormonas de emergencia que le indican al cuerpo que más le vale empezar a almacenar grasa porque no sabe cuándo recibirá alimento de nuevo. Nos hemos esforzado tanto por transformar la grasa en músculo durante el programa, que no es momento de arruinarlo. Quédate con el músculo y deshazte de la grasa. ¡Y desayuna todos los días!

Herramienta 3: No te prives de comida y luego te prives en el gimnasio

Nunca te levantes y te ejercites en las mañanas antes de desayunar o de tomar al menos un refrigerio. Come al menos media hora antes de cualquier ejercicio. De otro modo, las suprarrenales estimularán la descomposición del músculo para conseguir el combustible necesario y canibalizarán el músculo que intentas desarrollar. ¡Qué desperdicio de rutina! Una pieza de fruta es un refrigerio ideal antes de cualquier entrenamiento físico. Después, consume otro refrigerio que contenga entre 10 y 20 gramos de proteína. Es la combinación perfecta para que saques lo mejor del ejercicio. Las azúcares naturales de la fruta sirven de combustible para el movimiento muscular durante el entrenamiento, y la proteína promueve una recuperación rápida. Es la fórmula ideal para quemar grasas y desarrollar músculo, de modo que puedas seguir esculpiendo un cuerpo sano.

Herramienta 4: Tres comidas, dos refrigerios

Conserva el hábito de hacer tres comidas y tomar dos refrigerios todos los días. Esto avivará al metabolismo para que queme toda la comida que consumas. No olvides abastecer tu casa, bolsa, auto y oficina con refrigerios de impacto. (En el siguiente capítulo encontrarás una gran lista de refrigerios que sirven tanto para la dieta como para tu vida diaria.) Aunque ya no estés siguiendo el orden de las fases, recomiendo hacer algún tipo de rotación de fases en cuanto a los refrigerios. Dos días come frutas, dos días come proteína y tres días come grasas saludables que te quitarán el hambre y evitarán que el metabolismo se acostumbre a la rutina. También te aseguras de que tu cuerpo no se vuelva resistente a ningún tipo de alimentos, y te mantiene preparado en caso de que alguna chatarra (como ese helado que tanto se te antoja) se cruce en tu camino. Tu nueva hoguera metabólica lo consumirá en instantes.

Herramienta 5: Celebra las delicias estacionales

Muchos estudios demuestran que la digestión, la producción de hormonas y la estructura corporal cambian de acuerdo con la estación. La naturaleza lo refleja en su producción de alimentos distintos en momentos diferentes del año. Comer alimentos de estación —como sandía y moras durante el verano, manzanas en el otoño y tubérculos en el invierno— sirve de apoyo para mantener un buen ritmo corporal natural en conexión con la naturaleza. Además, suele ser una forma menos costosa de comer, así como de celebrar la comida y fomentar la producción de las hormonas de la felicidad que mejoran la función metabólica.

Herramienta 6: Siente orgullo de tu cultura

El año nuevo chino, el día de muertos, Navidad, acción de gracias, Janucá, Kwanza o cualquier otra festividad cultural o religiosa suelen tener un fuerte componente alimenticio. Asúmelo, festéjalo y disfruta las reuniones en las que se comparten alimentos y tradiciones. Para algunas personas, la familia puede ser un factor estresante en sí mismo. Por lo regular, nos dejamos llevar por la marea de celebraciones, dejamos de lado lo especial del momento y caemos en la espiral de la glotonería. La suma del estrés y la sobreindulgencia dan como resultado un desastre absoluto. En vez de esto, intenta aprender nuevas recetas de tus antepasados y disfruta el significado del evento, sin permitir que se interponga en tu camino saludable hacia el estilo de vida del metabolismo acelerado.

Herramienta 7: Date tiempo para hacer pasteles

Tengo una creencia: si lo horneo, mi cuerpo puede comerlo. Si me voy a portar mal, no será con un atasque inconsciente de comida chatarra prefabricada. Así que, si no me dio tiempo de hornearlo, no lo consumimos en casa. Eso nos obliga a salir a comer helado o yogur congelado, porque nunca tenemos galletas, pasteles o tartas empacadas en casa. Siento que lo que horneo en casa es más saludable, está hecho con amor y se metaboliza más rápido. También requiere esfuerzo y voluntad, por lo que tengo tiempo para pensar si mi antojo de algo azucarado se debe al estrés, a la sed o a que en verdad tengo hambre. Es otra forma saludable de intentar ponerme en contacto con la comida.

Herramienta 8: Traza el camino

Date tiempo el fin de semana de sentarte a planear la semana con anticipación. Planea al menos los desayunos, refrigerios y las cenas. Es algo que siempre hago con mis clientes y la respuesta que suelo recibir de ellos es que les facilita mucho la vida. En casa tengo un método particular. Todos los fines de semana hago sopa en una olla de cocción lenta, con lo cual tenemos cuatro cenas y dos almuerzos. A veces uso el pollo de alguna sopa para complementar una ensalada o hacer un burrito para el almuerzo del día siguiente. Dos veces por semana desayunamos batidos, dos días desayunamos cereal caliente y los tres días restantes comemos huevos con tocino o aguacate con pan tostado o yogur griego. Es una rutina tan establecida que no me quita el sueño. Para las tres cenas restantes, una es a la parrilla, otra fuera de casa y una noche la designamos "arréglenselas como puedan", para que no dejen de apreciar lo que hago por ellos. Funciona muy bien con mi estilo de vida y me mantiene con suficiente energía para hacer todas mis actividades.

Herramienta 9: Los mejores platillos se cuecen a fuego lento

Si estás demasiado ocupado para cocinar, deja lista la olla eléctrica de cocción lenta desde la noche anterior y deja el "recipiente" en el refrigerador. Por la mañana, conéctala, enciéndela y vete. Cuando llegues, estará lista una cena caliente tan deliciosa que ni siquiera te sentirás tentado a consumir congelados o comida rápida. Sigue haciendo las recetas que más te han gustado, y prueba las que te faltaron. No porque se hayan terminado las cuatro semanas no puedes seguir haciendo los platillos del libro. Yo los hago con frecuencia para mi familia, los ofrezco en cenas, los llevo a eventos de la escuela y los guardo en el congelador para los almuerzos y cenas de todos.

Herramienta 10: Sigue congelando

Como ya habrás notado, el congelador es una gran herramienta. Suelo cocinar fruta y congelarla para tener siempre listo el complemento del pan francés. Cuando pico verduras, hago de más y las guardo en el congelador para los días en los que no me da tiempo de picar verduras. Si siempre tienes comida precocinada, es fácil asegurarte una cena rápida y sencilla. Al terminar la semana reviso el congelador, veo qué sobra y lo uso la semana siguiente, de modo que no se desperdicie nada.

Herramienta 11: Siempre trae contigo refrigerios de impacto

Siempre, siempre, debes tener en la bolsa, en el auto, en la oficina y en el congelador refrigerios de impacto. De este modo, sin importar dónde estés, si te da hambre o han pasado tres o cuatro horas desde tu última comida y necesitas un alimento sano y rápido, estarás preparado. En el siguiente capítulo encontrarás una buena lista de refrigerios de impacto.

Herramienta 12: No vuelvas a los vicios

Sigue evitando la cafeína, el gluten, el maíz, la soya, el azúcar, el alcohol y los alimentos procesados la mayor parte del tiempo. El metabolismo puede soportar un desliz ocasional y en situaciones especiales, pero lo has estado haciendo tan bien que dudo que quieras volver a ingerir todas esas sustancias que arruinarán tu metabolismo. Si te gustan los granos, consume productos sin trigo o hechos de granos germinados. A las pastas y panes "enriquecidos" se les han quitado casi todos sus nutrientes y se les agrega gluten y otras sustancias químicas para que sepan bien. Éstos son alimentos falsos. ¿Recuerdas la herramienta 1?

Herramienta 13: Bebe agua

Sigue bebiendo la tercera parte de tu peso en onzas líquidas de agua todos los días. Es un hábito esencial que es muy fácil de conservar. Cuando estás deshidratado, el cuerpo retiene líquidos y es cuando te ves hinchado o inflado. Recuerda que tomar mucha agua permite al cuerpo expulsar los desechos y toxinas, así que tu metabolismo se fortalece con cada trago que das. El agua de manantial es ideal. Raciona el agua durante todo el día, para que no tengas que tomarla toda justo antes de irte a dormir.

Herramienta 14: Sigue en movimiento

Sigue ejercitándote tres veces a la semana todas las semanas, y combina los entrenamientos de quema de grasas (cardiovascular), desarrollo muscular (levantamiento de pesas) y de reducción de estrés (no olvides que aquí los masajes cuentan como ejercicio) como lo hiciste estos 28 días. Puedes hacerlo más veces por semana, pero tres es lo mínimo. Cuanto más activo estés, más mitocondrias tendrán tus células, las cuales, si lo recuerdas, son los hornos quemagrasa de las células.

Herramienta 15: Repite la dieta cada vez que sea necesario

Siempre que quieras y sientas que necesitas restablecer y reavivar tu metabolismo, repite la dieta del metabolismo acelerado. Algunos de mis clientes la hacen una vez cada tres meses, otros una o dos veces al año, para avivar la hoguera metabólica. Una vez que has hecho el ciclo de 28 días completo, puedes hacerlo de nuevo o hacer sólo una o dos semanas a intervalos regulares. Hazla de forma que te permita seguir en el buen camino. Si la haces una semana cada cuatro meses, tu cuerpo la recordará: *¡Ah, claro! Esto es lo que hacemos para estar en forma y sentirnos de maravilla.*

Si te mantienes en forma, no es necesario que vuelvas a hacer la dieta del metabolismo acelerado, pero muchos de mis clientes eligen hacerla porque les encanta y la disfrutan en varios momentos de su vida. Les proporciona estructura y la sensación de que se están nutriendo. Repetirla te asegurará que tu metabolismo estará preparado para las cosas que se te presenten, como cambios hormonales, estrés, accidentes, el nacimiento de un hijo o cualquier otra cosa que la vida te ponga enfrente. Imagina que repetir la dieta del metabolismo acelerado es como barrer el patio después de una gran tormenta. Incluso después de haberlo limpiado, el clima puede cambiar y necesitarás barrer de nuevo. O piénsalo así: no porque te hayas roto la pierna una vez y te hayas recuperado significa que jamás te volverás a lastimar y necesitarás recuperación de nuevo. Implementa la dieta siempre que necesites recuperarte de una lesión, perder peso, estabilizar tus niveles de azúcar en la sangre, equilibrar tus hormonas o reducir tus niveles de colesterol. Úsala cuando la necesites y no dejes de sorprenderte por lo que tu cuerpo puede lograr cuando lo tratas bien.

Herramienta 16: Elige productos orgánicos

En verdad importa que la comida que consumes sea orgánica, en particular si se trata de lácteos, pollo, huevo y res. Confía en mi conocimiento agrónomo cuando te digo que no quieres meterte al cuerpo la clase de cosas que te ofrecen las versiones no orgánicas de estos productos. Dejémoslo ahí.

Herramienta 17: Complementa

Si tomamos en cuenta la baja calidad del suelo en el que se producen las verduras que comemos y la tendencia de la mayoría de la gente a hacer elecciones alimenticias deficientes ocasionalmente, considera la posibilidad de complementar tus bases nutricionales con suplementos básicos, en particular un multivitamínico de alta calidad y un suplemento de ácidos grasos esenciales de origen natural. Recuerda siempre revisar los empaques de estos productos para elegir la mejor opción.

Herramienta 18: Disfruta la vida

Ahora entiendes por qué es tan importante mantener el estrés a raya, para que no absorba lo mejor de ti. Aprende a relajarte, a hacer respiraciones profundas, a cuidar de ti mismo y a decir que no cuando estés sobresaturado. Nada vale el precio metabólico que has pagado anteriormente.

Herramienta 19: No niegues tu amor por la comida

Nunca dejes de amar lo que los alimentos reales y ricos en nutrientes hacen por tu cuerpo y por ti. Aprecia y respeta lo que los nutrientes te ofrecen y el potencial que tienen. Mantente en sintonía con cómo te sientes antes de comer, y cómo te sientes después de comer, de modo que tengas registro de qué alimentos te hacen sentir bien y cuáles es mejor evitar. Ama las grasas saludables y los carbohidratos complejos. Jamás vuelvas a temerle a la comida.

CONSEJOS DE SUPERVIVENCIA DEL METABOLISMO ACELERADO ANTE LO QUE OCURRE EN LA VIDA

Perdiste peso y no lo has recuperado. Estás tomando decisiones adecuadas y viviendo el estilo de vida alegre y saludable del metabolismo acelerado. Y entonces ocurre… *el evento*. Asistes a una cena, una boda, un cumpleaños, una cita en un restaurante elegante. Sabes que ahora eres capaz de comer como una persona saludable, pero estás nervioso. Quieres pasártela bien y relajarte, pero notas que empiezas a sentirte estresado porque *¿qué va a pasar si te equivocas?*

Si estás en esta situación, lo primero que debes recordar es que estás enfrentando estos eventos como una persona diferente porque has reparado tu metabolismo y cuentas con muchas herramientas nuevas, como la comida. No olvides que la comida y tú ya son amigos de nuevo.

El hecho de que hayas terminado la dieta no implica que todo lo que aprendiste en este libro se haya desvanecido. Todos los recursos, conocimiento y hábitos que adquiriste te acompañarán a fiestas y eventos sociales de todo tipo. No estarás solo. Además, es muy importante que recuerdes que el propósito de reparar el metabolismo era que pudieras disfrutar de los eventos especiales de la vida, y no pagar un precio catastrófico por ello.

En caso de que sigas preocupado, te compartiré algunos de mis pequeños secretos que ayudan a minimizar los daños si sabes que tendrás algún desliz. Son los secretos que comparto con las celebridades, quienes no pueden darse el lujo de verse hinchadas o subir cinco libras después de una noche de diversión.

Secreto 1: La gran cena

Quizá ya sepas que te atascarás en un restaurante de comida mexicana esta noche, o asistirás a un convivio de la iglesia que durará todo el fin de semana, o estás frente a un seductor bufet con muchos platillos que no te puedes perder. Sea lo que sea, sabes que comerás mucho. Para minimizar el daño, sólo debes hacer dos cosas:

1. Come de 10 a 15 gramos de proteína cada dos horas durante el día, desde la primera media hora después de despertar hasta que llegues al evento. Come como si estuvieras en la fase 2: baja en carbohidratos, muchas verduras y altas cantidades de proteína, sobre todo proteína animal, la cual se absorbe con mayor facilidad. Haz comidas ricas en proteínas y, entre comidas, consume rebanadas de pechuga de pollo o de embutidos de pavo libres de nitratos, 1 a 2 onzas de filete de res, lomo de cerdo o pescado sobrante. Esto mantendrá estables los niveles de azúcar en la sangre y tus músculos tendrán el combustible para almacenar las azúcares extra (como el vino o la margarita que planeas beber) como glicógeno en lugar de como grasa.

Hacer esto también será como ponerle freno a la posibilidad de una borrachera o de darte un atracón porque llegarás con apetito, mas no hambriento. Por último, comer proteína cada dos horas durante todo el día sin falta estimula las hormonas quemagrasas, las cuales estarán preparadas y en forma para encargarse de cualquier cosa que ingieras.

2. Emociónate por el evento. ¡Es muy importante! El régimen proteínico funcionará, así que no tienes motivos para estresarte. Espera el evento con ansias, en vez de preocuparte por él. Así, cuando llegues *te la pasarás increíble*. Esto convence a tu cuerpo de que no hay emergencia alguna y de que todo va de maravilla. Si mantenemos a las hormonas de estrés fuera de la jugada, el cuerpo no tendrá razones para almacenar grasa. Mientras tú bailas y disfrutas la fiesta, tu cuerpo se entretendrá con su propio festín de quema de grasas.

Secreto 2: El atracón de azúcar

Cada año, el equipo de futbol de mi sobrina organiza un concurso de tartas hechas en casa. Como es de esperarse, su tarta de manzana es la mejor de todas, pero, para asegurarme de ello, debo probar todas las demás. Tal vez tu festín inducidor de un coma sea en Halloween, pascuas o el día de San Valentín. Quizá sea con algún pastel de cumpleaños o con la barra de postres del hotel en el que pasarás tus vacaciones. Sea lo que sea, *sabes* exactamente cómo actuar. Vas a atracarte de azúcar. Hay que vivirlo de vez en cuando, ¿no crees?

Sin duda. Por fortuna, puedes preparar a tu metabolismo para enfrentar el atracón ocasional de azúcar haciendo cuatro cosas:

1. **Come azúcares naturales todo el día. Desayuna fruta y toma fruta con el almuerzo.** Debe ser fruta entera, no jugos. Cuando el desayuno y el almuerzo están colmados de fruta, el cuerpo se ajusta con comodidad a niveles de azúcar en la sangre elevados *pero estables*. En esas dos comidas, desayuno y almuerzo, come como si estuvieras en la fase 1.

2. **Come refrigerios que contengan sólo proteína.** Esto estabilizará el metabolismo y lo preparará para enfrentarse a cualquier comida chatarra que ingieras. Come los refrigerios de la fase 2. Fruta en el desayuno, rebanadas de carne entre comidas.

3. **Cena grasas saludables. Las grasas buenas reducirán la velocidad de transporte del azúcar.** Así que cena como si estuvieras en la fase 3.

4. **Disfrútalo.** Ve a la fiesta y pásatela bien mientras saboreas ese rico pastel de trufa de chocolate. Luego sal a bailar. Deléitate sin culpas. Recuerda que la culpa engorda más que los chicharrones.

Secreto 3: El trago ocasional

Si disfrutas beber un coctel, una copa de vino o un tarro helado de cerveza de vez en cuando (más o menos una vez por semana), no te privaré de ese placer. Pero hay forma de beber alcohol con el menor daño metabólico posible. Es probable que ya sepas que es el hígado quien debe esforzarse para procesar el alcohol. Y si bien ya no seré tan egoísta con tu hígado, pues ya has logrado reparar tu metabolismo de forma efectiva, tampoco se trata de que le exijas demasiado. Un trago a la semana no causará daño significativo, pero un trago al día implica un esfuerzo excesivo de su parte. Determina qué tanto estás dispuesto a sacrificar la bebida; sólo recuerda que el alcohol *no ayuda* en nada al metabolismo.

Después de todo, necesitas que tu hígado esté en excelentes condiciones. Así que, cuando bebas alcohol, toma en cuenta lo siguiente:

- **El vino orgánico libre de sulfitos parece tener la menor cantidad de efectos secundarios en la función hepática.** Si te consideras un enólogo, tal vez desees explorar las opciones orgánicas.
- **Si en verdad deseas un coctel, elige licores de la mejor calidad.** Son los más naturales, contienen menos sustancias químicas e ingredientes artificiales que el hígado deberá procesar. Los licores transparentes sin aditivos ni colorantes son más puros y son mejor opción que las bebidas baratas. Evita cualquier cosa que hayas usado para emborracharte en la preparatoria, así como también esas bebidas energéticas de colores estridentes que mezclan cafeína con alcohol. De otro modo, tu abdomen empezará a parecerse más a un barril que a un lavadero. **Por cada copa bebe una taza de agua,** *además* de la cantidad de agua correspondiente a tu peso. El alcohol provoca deshidratación, así que esto le ayudará a tu cuerpo a compensarla.
- **No bebas alcohol solo.** No quiero decir que no puedas disfrutar de vez en cuando una copa de vino solo en casa después de un largo día de trabajo. A lo que me refiero es a que equilibres el alcohol con una cantidad considerable de proteína, de preferencia proteína animal, como pollo, pavo, res, camarones o pescado (el queso de los nachos no cuenta).
- **Por lo que más quieras, *no bebas alcohol en las mañanas.*** Sé que un Bloody Mary con el *brunch* es tentador, pero sabrá igual de bien sin el alcohol. Siempre son las 5:00 p.m. en algún lugar del mundo, pero cuando menos espera a que sean las 5:00 p.m. en tu huso horario.

LLAMADAS DE EMERGENCIA AL METABOLISMO ACELERADO

Debo tener mano dura y actuar como barandilla de mis clientes y lectores. Si empiezas a tomar las curvas con demasiada velocidad o empiezas a desviarte del camino, quiero estar aquí con mis reglas estrictas para evitar que te lances al barranco proverbial y acabes con la dieta. Si rompes las reglas y la barandilla te falla, debemos encontrar una forma de hacer una llamada de emergencia para que recibas la ayuda necesaria y repares el metabolismo lesionado. Recuerda que esta llamada es sólo para emergencias, no para ir atrás de la ambulancia y zafarte de un embotellamiento.

Emergencia 1: Estoy atrapado y no puedo encontrar nada que comer de la fase en la que estoy

Procura consumir alguna proteína, pues es menos probable que se almacene como grasa y más posible que evite que tu cuerpo canibalice su propio músculo. Además, es fácil de encontrar; en cualquier tiendita encuentras por lo menos una lata de atún. Después debes regresar de inmediato al ritmo de cada fase.

Emergencia 2: Me salí de casa y olvidé desayunar

¡No te estreses! Eso sólo empeorará las cosas desde el punto de vista hormonal. No queremos indicar a las suprarrenales que desaten la producción de cortisol. Respira profundo para disminuir la producción de cortisol y come algo tan pronto como sea posible. Apégate a los refrigerios o comidas específicos de cada fase, pero, para compensar el tiempo perdido, asegúrate de incluir alguna verdura. Ésta ayudará a mantener el cuerpo alcalinizado y libre de la acidosis provocada por estrés. Durante el resto del día, apégate al plan regular, y esa noche prepara y empaca el desayuno del día siguiente para evitar que te vuelva a ocurrir.

Emergencia 3: No tengo tiempo para hacer ejercicio o estoy lesionado y no puedo ejercitarme

Es posible empezar una fogata sin líquido inflamable, como también lo es el éxito de esta dieta sin ejercicio. En la fase 1, hacer cualquier cosa que eleve tu ritmo cardiaco por un periodo de entre 10 y 20 minutos marcará la diferencia. Durante la fase 2 obtendrás el beneficio hormonal del levantamiento de pesas aunque sólo ejercites un músculo. Así que, si te rompiste el brazo derecho, ejercita el izquierdo. Trabajar uno de los bíceps cuenta. En la fase 3, recuéstate antes de dormir y respira profundo. Te ayudará a dormir mejor *y* equilibrará tus hormonas.

Emergencia 4: Me cayó un trago de alcohol en la boca y en medio de la confusión me lo tragué... dos veces

Por cada indiscreción alcohólica, arrepiéntete con una taza de agua extra, y al día siguiente consume alimentos ricos en potasio, como pepino, albahaca, perejil y cilantro. Éstos son diuréticos naturales que ayudan a restablecer el equilibrio hepático con rapidez.

Emergencia 5: No tenía hambre, así que me salté el refrigerio

Bueno, pero comiste. No fue el refrigerio, pero sí tu propio músculo. Recuerda que cuando has estado subiendo de peso o se te ha dificultado perderlo, es probable que tus señales de hambre estén apagadas. Come cada tres o cuatro horas. Si ha pasado más tiempo y de repente te sientes "muy hambriento", ten mucho cuidado con las porciones. No comas de más. En lugar de eso, termínate el refrigerio o la comida, y agrega otro refrigerio una hora después. Esto alargará el proceso de transporte de la comida al flujo sanguíneo y reducirá el riesgo de almacenar grasa.

Emergencia 6: Empecé la dieta y tuve que interrumpirla antes de terminar los 28 días. ¿Puedo empezarla de nuevo?

Por supuesto. La dieta siempre estará a tu disposición, y una alimentación saludable y buena para el metabolismo fomentará la recuperación de tu cuerpo en cualquier momento de tu vida. Créeme, entiendo que la vida nos pasa a todos. Tuve una clienta que estuvo conmigo tres años y nunca perdió uns sola libra. Entre los cafés, los viajes de negocios repentinos, un divorcio, decesos de familiares, tener que cuidar a uno de sus padres y la vida misma, se salía del plan una y otra vez. Me impresionó que al menos lográramos evitar que subiera de peso y que controláramos su diabetes. Un día, las estrellas se alinearon y le permitieron hacer la dieta del metabolismo acelerado durante cuatro meses seguidos, con la cual bajó 65 libras. Soy paciente y estaré lista cuando tú lo estés. Siempre tendré 28 días para ti.

Éstas son mis estrategias de supervivencia cuando la vida real se atraviesa en medio de nuestro plan de salud "perfecto". Sé que al principio dije que serías mío sólo por 28 días, pero quiero que sepas que la puerta siempre estará abierta, y que los mismos principios de sanación y reparación del metabolismo pueden aplicarse al tratamiento de la artritis, el colesterol alto, la diabetes y la fatiga.

En mi consultorio sigo viendo clientes que llegaron desde la semana en que inauguramos la clínica. He visto a sus familias crecer y multiplicarse. He celebrado sus éxitos y compartido sus dolores y dificultades.

A otros, hace mucho tiempo que no los veo. Hace poco llegó un paciente recomendado por un cliente antiguo a quien no había visto en tres años, desde que logró perder 40 libras con éxito gracias a mi dieta. El amigo con quien me recomendó no paraba de hablar de él, de mi cliente original, y de lo bien que se veía y del físico sorprendente que tenía. Me dio mucho gusto saber que seguía progresando.

No me sorprendió. Así funciona la dieta del metabolismo acelerado. Aprendes de ella, la vives, la amas y nunca das un paso atrás. Este cliente había aprendido cómo vivir y comer para mantener y nutrir su metabolismo de por vida. La comida es la más valiosa de las medicinas, así que aprovecha el ímpetu de las últimas semanas y sal y vive la vida.

Sólo no olvides que seguiré aquí para ayudarte. Seré tu nutrióloga toda la vida. A través de mis libros, de mis clínicas y de mi página web, seguiré proporcionándote formas nuevas, sencillas e innovadoras de estar sano, mantenerte sano y apreciar la vida. Quiero que sigas hablando de la dieta del metabolismo acelerado durante años como aquella que te sacó del círculo vicioso de las dietas. Ahora vivirás el estilo de vida del metabolismo acelerado, disfrutarás las deliciosas recetas del libro, interactuarás con una gran comunidad de gente dedicada a la salud y el bienestar físico, y tendrás los recursos que necesitas para mantener tu increíble cuerpo nuevo.

Si ya alcanzaste tu meta de peso y estás del todo cómodo y satisfecho con el peso que ahora tienes, te pido de favor que vayas a comprarte un nuevo par de *jeans* o a tomarte las medidas de un traje nuevo. ¡Olvídate de tu viejo guardarropas!

Por último, antes de que volvamos a vernos, te desearé varias cosas:

Deseo que tengas una larga vida llena de salud y amor.

Deseo que cuentes tus riquezas, no tus calorías.

Deseo que tengas energía para experimentar la felicidad.

Deseo que siempre tengas los recursos necesarios para reparar tu cuerpo.

Deseo que ames la comida y todo lo que ella puede hacer por ti.

Sobre todo, deseo que salgas y presumas tu metabolismo acelerado para que el mundo lo vea, y que te deleites con el placentero estilo de vida del metabolismo acelerado.

CAPÍTULO ONCE

RECETAS PARA CUATRO SEMANAS

Espero haberte infundido un nuevo amor por la cocina si aún no te encantaba, pues la comida real hecha en casa es por mucho la mejor forma de comer para mantener un metabolismo acelerado. Pero necesitas recetas, así que aquí te comparto algunas de mis favoritas. Cada una está marcada según la fase para la cual es apropiada, y todas son deliciosas. Muchas de ellas son también las favoritas de mi familia y de muchos de mis clientes. Estoy segura de que tú también las disfrutarás.

RECETAS DE LA FASE 1

REFRIGERIOS DE IMPACTO DE LA FASE 1

¡Que no te atrape el hambre sin un refrigerio de impacto a la mano! Durante la fase 1, los refrigerios siempre incluirán fruta, así que asegúrate de tener fruta que resista el transporte en tu escritorio, tu auto o en tu bolsa. Algunas frutas resistentes son las manzanas, naranjas y mandarinas.

Una de mis frutas favoritas es el mango, pero el mango fresco no es en realidad muy práctico para comer en el escritorio. ¡Hago todo un desastre cuando pelo el mango y chupo el hueso! Pero he descubierto una buena manera de poder llevar mangos: simplemente meto una bolsa grande de mango congelado en mi bolsa o en mi auto.

Para media mañana, los mangos ya se han descongelado, pero siguen frescos, ¡y son absolutamente deliciosos! Compra una bolsa grande de mangos congelados y divídelos en bolsitas individuales; así podrás tener mangos cada vez que los quieras comer.

Desayunos de la fase 1

Batido quemagrasas de mango congelado
Batido de avena y frutas
Avena
Pan francés con fresas

Ensaladas, sándwiches, sopas y chilis de la fase 1

Ensalada de atún, manzana verde y espinaca
Sándwich abierto de pollo o pavo
Envuelto de pavo con tortillas de granos germinados
Sopa de pollo y cebada
Chili de pavo o de búfalo
Sopa de pavo, frijol blanco y col rizada
Aderezo de ensalada y para verduras

Platos fuertes de la fase 1

Tazón de pollo y brócoli
Salchicha de pollo con pasta de arroz integral
Pollo a la italiana con arroz salvaje
Filete mignon con arroz integral
Lomo de cerdo con brócoli y piña

Refrigerios de la fase 1

Toronja horneada con canela
Pera al cacao
Rebanadas de sandía quemagrasas
Batido de sandía

BATIDO QUEMAGRASAS DE MANGO CONGELADO

◂ **FASE 1**

1 porción

- ½ taza de mango (o fresas o piña) congelado
- ½ taza de cubos de hielo
- ½ limón
- ¼ de cucharadita de Stevia o xilitol (opcional)
- 2 hojas de menta o ¼ de cucharadita de hojas de té de hierbabuena

Pon el mango y el hielo en la licuadora junto con ¾ de taza de agua. Exprime el limón y agrégalo junto con el Stevia o el xilitol. Espolvorea la menta sobre la mezcla y licua hasta que esté batido. Disfrútalo con 8 o hasta 10 galletas de arroz.

BATIDO DE AVENA Y FRUTAS

◂ **FASE 1**

1 porción

- ½ taza de avena
- ½ taza de fruta congelada, como fresas o piña
- ½ taza de cubitos de hielo
- 1 sobre de Stevia o xilitol
- Canela molida, al gusto

Pon la avena en la licuadora y mantén el botón presionado hasta que quede pulverizada. Apaga la licuadora y añade una taza de agua. Incorpora el resto de los ingredientes y licua hasta que quede batido. Sirve.

AVENA

◂ **FASE 1**

4 porciones

Me gusta hacer toda la caja de avena en una sola preparación y luego congelarla con moras, canela y Stevia en porciones de 1 ½ tazas. Así, puedo sacarlas del congelador y calentarlas fácilmente mientras hago de nuevo la fase 1. También puedes cocinar la avena durante toda la noche en una olla de cocción lenta.

- 1 taza de avena
- 2 tazas de moras frescas
- Stevia y canela molida, al gusto

Agrega la avena a 4 tazas de agua en un recipiente grande. Cúbrelo y déjalo remojando en el refrigerador durante la noche. A la mañana siguiente, pon la mezcla en una cacerola y cocínala a fuego lento durante 30 minutos. Cuando la avena se termine de cocinar, pon encima las moras y luego espolvorea con Stevia y canela.

PAN FRANCÉS CON FRESAS

FASE 1

1 porción

- 1 clara de huevo
- 1 cucharadita de extracto de vainilla
- ¼ de cucharadita de canela molida
- 1 rebanada de pan de granos germinados
- ½ taza de fresas congeladas
- 2 cucharaditas de jugo de limón
- ⅛ de cucharadita de Stevia o xilitol

Bate la clara de huevo junto al extracto de vainilla y la canela en un tazón pequeño. Remoja el pan en la mezcla, pero asegúrate de que los dos lados del pan queden bien cubiertos.

Calienta una sartén antiadherente y coloca el pan sobre la superficie. Voltéalo ocasionalmente para que se tueste por ambos lados.

Mientras se cocina, calienta las fresas en una sartén a fuego lento. Cuando estén medianamente blandas, agrega el limón y la Stevia o el xilitol, y cocina hasta que esté caliente. Inmediatamente después, sírvelo sobre el pan francés y ¡disfrútalo!

ENSALADA DE ATÚN, MANZANA VERDE Y ESPINACA

◂ **FASE 1**

2 porciones

- 1 lata de atún blanco en agua
- 1 taza de manzana verde (o manzana roja o piña) picada
- ½ taza de pepino pelado y picado
- ½ taza de zanahoria picada
- 1 cucharada de cebolla morada picada
- ½ limón
- 1 o 2 tazas de espinaca fresca

Escurre bien el atún y ponlo en una cacerola pequeña. Agrega la manzana, el pepino, la zanahoria y la cebolla, y mézclalos bien.

Exprime el limón sobre la mezcla y revuélvela bien. Sirve todo sobre la espinaca.

Nota: si prefieres, usa vinagre balsámico en lugar del limón, pero recuerda: nada de aceite.

SÁNDWICH ABIERTO DE POLLO O PAVO

◂ **FASE 1**

1 porción

- 1 rebanada de pan de granos germinados
- 1 cucharada de mostaza preparada
- 2 hojas grandes de lechuga
- 2 rebanadas de embutido de pavo o de pollo libre de nitratos
- Algunas rodajas de cebolla morada
- Varias rodajas de jitomate
- Sal de mar y pimienta fresca molida

Unta la mostaza sobre el pan. Intercala las hojas de lechuga y las rebanadas de pavo. Agrega la cebolla y el jitomate. Sazónalo con sal y pimienta. Sirve.

ENVUELTO DE PAVO CON TORTILLAS DE GRANOS GERMINADOS

◂ **FASE 1**

1 porción

- 4 tiras de tocino de pavo o ½ taza de pavo molido sin grasa
- ¼ de cucharadita de sal de mar
- ¼ de cucharadita de mostaza seca
- ¼ de cucharadita de pimienta negra
- ¼ de cucharadita de orégano seco
- 1 o 2 cucharadas de mostaza preparada
- 1 tortilla de granos germinados
- ½ o 1 taza de verduras de hoja verde oscura, como arúgula o espinaca
- ½ jitomate maduro, en rodajas

Cocina el tocino de pavo o el pavo molido en una sartén antiadherente. Sazónalo con la sal de mar, la mostaza seca, la pimienta negra y el orégano. Unta la mostaza preparada en la tortilla y agrégale las verduras y el jitomate. Pon encima el tocino o el pavo molido. Enrolla la tortilla y ¡disfrútalo!

SOPA DE POLLO Y CEBADA

◂ **FASE 1**

De 4 a 6 porciones (tamaño de la porción: 3 tazas)

- 4 tazas de caldo de pollo
- 4 tazas de caldo de verduras
- 2½ libras de pechuga de pollo sin piel y sin hueso
- 1 taza de cebolla picada
- 1 cucharada de ajo triturado
- 1 hoja de laurel
- ¼ de cucharadita de sal de mar
- ¼ de cucharadita de pimienta negra
- 4 tazas de calabaza pelada y picada
- 2 tazas de calabacita picada
- 1 taza de floretes de brócoli

- 1 taza de hongos frescos picados
- 1 taza de cebada

Pon cuatro tazas de agua en una olla sopera grande y añade los caldos. Añade el pollo, la cebolla, el ajo, el laurel, sal y pimienta. Lleva todos los ingredientes a ebullición. Baja la flama y deja la sopa cocinándose a fuego lento durante una hora.

Agrega las verduras y la cebada a la olla. Vuelve a llevar a ebullición y deja que se cocine a fuego lento una o dos horas más, hasta que las verduras tengan la textura deseada.

CHILI DE PAVO O DE BÚFALO

◂ **FASE 1**

Aproximadamente 6 porciones (1 porción: 1 ½ tazas)

Atención: dado que esta receta contiene una gran cantidad de leguminosas almidonosas, cuenta como una porción de granos, proteínas y verduras. No es necesario agregar un grano adicional a la comida, aun si el mapa de comidas lo exige.

- 1 a 1½ libras de carne molida de pavo sin grasa o de búfalo
- ½ taza de cebolla morada picada, o más, si lo deseas
- 2 cucharadas de perejil o cilantro
- 1 cucharada copeteada de chile en polvo
- 1 cucharada de ajo triturado
- ½ cucharadita de pimiento seco triturado (véase la nota)
- 15 onzas de frijol blanco enlatado
- 15 onzas de alubias enlatadas
- 15 onzas de frijol negro enlatado
- 15 onzas de frijol pinto enlatado
- 15 onzas de lentejas enlatadas
- 4 tazas de calabacita picada
- 4 tazas (1 litro) de sopa orgánica de tomate y pimiento, o sólo de tomate. (Asegúrate de que no sea a base de leche.)
- 1 cucharadita copeteada de sal de mar

Dora el pavo en una sartén y escúrrelo.

Pon una olla de cocción lenta a temperatura alta. Agrega la carne, la cebolla, el perejil, el chile en polvo, el ajo y el pimiento triturado en la olla. Revuelve, tapa y pon a un lado.

Abre y escurre parcialmente las cinco latas de frijoles; yo suelo dejar algo de líquido en las latas para que el chili quede un poco más jugoso. Agrega los frijoles, la calabacita y la sopa a la olla. Revuelve bien. Deja la olla a temperatura alta entre 4 y 5 horas, o baja la temperatura y déjala entre 6 y 8 horas.

Revuelve y prueba ocasionalmente. Ajusta la sazón según sea necesario. Agrega la sal justo antes de servir para conservar mejor los nutrientes.

Nota: el pimiento triturado le agrega un poco más de picor, y siempre puedes añadir más al servir si a ti te gusta más picoso y a tu familia no. Además, suelo hacer este chili antes de despertar a los niños y lo dejo cocinándose a temperatura baja; así, estará listo para la cena. O, si estoy cocinando para más adelante, pongo la olla justo antes de dormir y lo meto en el congelador o en el refrigerador antes de ir a trabajar.

SOPA DE PAVO, FRIJOL BLANCO Y COL RIZADA

◂ FASE 1

4 porciones

- 2 libras de pavo molido sin grasa
- 3 tazas de cebolla morada picada
- 2 tazas de apio picado (incluye las hojas)
- 2 cucharadas de ajo triturado
- 1 cucharada de jengibre triturado
- 8 tazas de caldo de verduras
- 6 tazas de calabaza picada
- 6 tazas de col rizada en trozos (sin la nervadura)
- 15 onzas de frijol blanco enlatado, escurrido y lavado
- 15 onzas de alubias enlatadas, escurridas y lavadas
- 15 onzas de frijol negro enlatado, escurrido y lavado
- 2 cucharaditas de albahaca seca
- 2 cucharaditas de tomillo seco

- 1 cucharadita de comino molido
- ½ cucharadita de sal de mar
- ¼ de cucharadita de pimienta negra recién molida

En una olla sopera antiadherente, saltea el pavo, las cebollas, el apio, el ajo y el jengibre, junto con dos cucharadas de agua, hasta que los ingredientes se suavicen. Añade el caldo, la calabaza, la col rizada, los frijoles y las especias. Déjalo hervir.

Tapa la olla, baja el fuego y deja hervir a fuego lento durante 15 o 20 minutos, o hasta que las verduras estén suaves. Prueba y sazona con sal y pimienta al gusto.

ADEREZO DE ENSALADA Y PARA VERDURAS

FASE 1

Aproximadamente ¾ de taza

- ½ taza de puré de mango fresco o congelado
- 2 cucharaditas de vinagre balsámico
- 2 cucharaditas de cilantro o perejil fresco picado
- 1 cucharadita de jugo de limón
- ¼ de cucharadita de Stevia o xilitol

Licua todos los ingredientes. ¡Disfrútala con verduras frescas picadas!

TAZÓN DE POLLO Y BRÓCOLI

FASE 1

4 porciones

- 4 tazas de caldo de verduras o de pollo
- ½ taza de cebolla morada picada
- ½ taza de zanahoria picada
- ½ taza de apio picado
- 1 cucharada de perejil o cilantro
- 1 cucharadita de ajo triturado
- ½ taza de arroz integral

- 1 libra de pechuga de pollo deshuesada, sin piel, picada en cubos de 2 pulgadas
- 4 tazas de floretes de brócoli
- 1 cucharada de jugo de limón
- ½ cucharadita de perejil picado
- ½ cucharadita de sal de mar
- ½ cucharadita de pimienta negra

Precalienta el horno a 375°F.

Mezcla el caldo, las verduras, una cucharada de perejil y ajo en una olla grande. Agrega una taza de agua y lleva al punto de hervor. Agrega el arroz y vuelve a llevar al punto de hervor. Tapa la olla y cocina a fuego lento durante 25 minutos. Quita la tapa y calienta a fuego lento otros 5 minutos. Deja la mezcla a un lado.

Mientras se cocina el arroz, pon el pollo y el brócoli en un recipiente mezclador. Agrega el jugo de limón, el perejil, la sal y la pimienta. Mezcla bien hasta que el brócoli y el pollo estén bien sazonados. Pásalos a un recipiente grande para hornear y distribúyelos bien con una espátula. Hornea durante 30 o 35 minutos.

Saca el pollo del horno y déjalo enfriar. Divide el arroz en cuatro porciones de ½ taza. Divide la mezcla de pollo y brócoli en cuatro porciones iguales y colócalas en tazones sobre el arroz. Sirve y disfrútalo. (No dudes en hacer el doble de la receta para congelar más porciones.)

SALCHICHA DE POLLO CON PASTA DE ARROZ INTEGRAL

◂ FASE 1

4 porciones

- 2 tazas de pasta de arroz integral
- 12 onzas de salchicha de pollo
- 2 tazas de calabacita picada
- 1 taza de floretes de brócoli
- ¼ de taza de cebolla morada picada
- 1 cucharada de ajo triturado
- ¼ de cucharadita de sal de mar
- ⅛ de cucharadita de pimienta negra

Prepara la pasta siguiendo las instrucciones del empaque, con cuidado de no cocerla de más. Cuando esté lista, cuélala y lávala. Deja de lado por el momento.

Corta la salchicha de pollo en trozos de una pulgada.

Precalienta una sartén antiadherente. Vierte una cucharada de agua y agrega la salchicha, la cebolla y el ajo. Cocina a fuego medio hasta que la cebolla se caramelice un poco. Incorpora la calabacita, el brócoli, la sal y la pimienta, y calienta hasta que las verduras estén cocidas pero crujientes, entre tres y cinco minutos.

Agrega la pasta a la sartén y mezcla hasta que todo esté caliente. Sirve de inmediato.

POLLO A LA ITALIANA CON ARROZ SALVAJE

FASE 1

6 a 8 porciones (tamaño de la porción: 1 ½ a 2 tazas)

- 2½ libras de pechuga de pollo deshuesada sin piel, en cubos
- 2 tazas de caldo de pollo
- 1 taza de arroz salvaje, lavado y colado
- ¼ de taza de cebolla picada
- ½ cucharadita de ajo triturado
- 2 tazas de champiñones frescos picados
- 14.5 onzas de jitomate en rodajas
- 1 cucharadita de sal de mar
- ½ cucharadita de orégano seco
- ½ cucharadita de albahaca seca
- ¼ de cucharadita de pimienta negra recién molida

Coloca la pechuga de pollo, el caldo, el arroz salvaje, la cebolla y el ajo en una olla eléctrica de cocción lenta. Agrega la mezcla de champiñones, jitomate, sal, orégano, albahaca y pimienta. Tapa y deja cocer a temperatura alta durante cuatro horas o a temperatura baja durante seis. ¡Sirve y disfruta!

FILETE MIGNON CON ARROZ INTEGRAL

◂ **FASE 1**

4 porciones

Arroz integral

- 1 ¼ de taza de caldo de pollo o de verduras
- 2 tazas de arroz integral crudo
- 1 taza de calabacita picada
- ½ taza de jitomate maduro en rodajas
- 2 cucharadas de cebolla morada picada
- 1 cucharadita de cilantro (fresco o seco)
- 1 cucharadita de ajo triturado

Filete mignon

- Jugo de ¼ de limón
- ½ ramito de romero fresco
- 1 cucharadita de ajo triturado
- ⅛ de cucharadita de sal de mar
- ⅛ de cucharadita de pimienta negra
- 12 onzas de filete de res

Para preparar el arroz: pon el caldo y el arroz en una sartén y llévalo al punto de hervor. Una vez que hierva, agrega el resto de los ingredientes del arroz y vuelve a llevar al punto de hervor. Tápalo, permite que se cueza a fuego lento y revuelve ocasionalmente durante 30 minutos o hasta lograr la consistencia deseada.

Para preparar el filete: precalienta la parrilla. Mezcla el jugo de limón, el romero, el ajo, la sal de mar y la pimienta negra, y úntaselo generosamente al filete. Asa el filete a fuego alto hasta alcanzar el término deseado. Sírvelo acompañado del arroz.

LOMO DE CERDO CON BRÓCOLI Y PIÑA

◂ **FASE 1**

1 porción

- Jugo de ½ limón
- ¼ de cucharadita de ajo triturado
- ¼ de cucharadita de perejil seco

- ⅛ de cucharadita de romero seco
- ⅛ de cucharadita de orégano seco
- ⅛ de cucharadita de sal de mar
- Una pizca de Stevia
- Una pizca de canela molida
- 4 a 6 onzas de lomo de cerdo
- 3 tazas de floretes de brócoli
- ½ taza de piña a la parrilla o 2 rebanadas

Para preparar el marinado: mezcla el jugo de limón, el ajo, el perejil, el romero, el orégano, la sal, la pizca de Stevia y la de canela en un recipiente pequeño. Mete la carne de cerdo en una bolsa plástica resellable y vierte el marinado en el interior. Cierra herméticamente. Marina la carne en el refrigerador por al menos 30 minutos, aunque es mejor dejarla toda la noche.

Prepara una parilla de carbón o de gas. Saca la carne y ásala a fuego alto, dándole la vuelta sólo una o dos veces, durante cinco o seis minutos en total. (Asar la carne a fuego alto evita que el lomo se seque.)

Retira el lomo de la parrilla y mantenlo caliente. Coloca los floretes de brócoli sobre el asador junto con la piña. Cocina por 30 segundos de cada lado, para carbonizar. Sácalos del fuego y sirve junto al lomo.

Nota: si no tienes parrilla, puedes asar el lomo. Precalienta el horno y luego agrega el lomo, e incorpora los trozos de piña al final justo antes de servir.

TORONJA HORNEADA CON CANELA

◂ FASE 1

1 porción

- 1 toronja rosa
- ¼ de cucharadita de canela
- Una pizca de cardamomo (opcional)
- Una pizca de nuez moscada (opcional)

Pela y separa los gajos de toronja. Espolvorea la canela, el cardamomo y la nuez moscada. Hornea a 375°F durante 20 minutos o hasta que la canela se caramelice.

PERA AL CACAO

◂ **FASE 1**

1 porción

- 1 pera
- ½ a 1 cucharadita de polvo de cacao

Rebana la pera y espolvorea el polvo de cacao. Puedes comerla cruda u hornearla durante 10 minutos (o meterla al microondas 30 segundos) antes de servir.

REBANADAS DE SANDÍA QUEMAGRASAS

◂ **FASE 1**

1 porción

- ½ taza de sandía rebanada
- ¼ cucharadita de chile piquín
- 1 cucharadita de jugo de limón

Espolvorea el chile piquín sobre la sandía y luego vierte el jugo de limón encima.

BATIDO DE SANDÍA

◂ **FASE 1**

1 porción

- ½ taza de cubos de sandía
- 2 cucharadas de jugo de limón
- 2 gotas de extracto de hierbabuena
- 1 hoja de menta

Congela la sandía. Luego licua los cubos de sandía junto con el jugo de limón y el extracto de hierbabuena. Adorna con la hoja de menta.

HAZTE AMIGO DEL CONGELADOR

Suelo recomendarles a mis clientes el consumo de alimentos orgánicos y no procesados, pero como éstos no contienen conservadores químicos, no suelen durar tanto tiempo. Por eso, cuando cocines algo fresco, haz varias porciones y guarda lo que no te comas en el congelador en contenedores individuales, marcados con su respectiva fase. El congelador se volverá tu mejor amigo con esta dieta, sobre todo si eres una persona ocupada y sólo tienes tiempo para cocinar una o dos veces por semana. Las carnes con conservadores naturales y los panes de granos germinados deben guardarse en el congelador hasta el día antes de comerlos para evitar que se descompongan, se llenen de moho o se fermenten.

RECETAS DE LA FASE 2

REFRIGERIOS DE IMPACTO DE LA FASE 2

Durante la fase 2, la hora del refrigerio consiste en carnes magras. Mi presentación favorita es la carne seca. Sin embargo, muchas de las opciones de carne seca que hay en el mercado están llenas de conservadores con nitritos. Aunque algunos lugares ofrecen carne seca libre de nitratos, también es fácil hacerla en casa. Tenía una clienta a la que le encantaba, así que preparaba en una sola sesión suficiente carne seca para los 16 refrigerios de ocho días de la fase 2. Ella me ayudó a redactar la receta de carne seca que se incluye en este libro.

El único desafío de mi amiga era mantener a su familia alejada de la deliciosa carne seca hecha en casa. Le sugerí que dividiera las porciones en bolsas para congelador y las guardara en una bolsa de papel en el congelador etiquetada como: "Refrigerios asquerosos de la fase 2". ¡Le funcionó! Se salió con la suya, y ahora su familia no puede creer cuánto peso ha perdido. Puedes hacer lo mismo que ella, hasta la parte de engañar a tu familia. Vale la pena tener carne seca hecha en casa a la mano para cada refrigerio de la fase 2.

A muchos de mis clientes les gusta envolver trozos de apio, espárragos o cualquier otro tipo de verdura portátil de la fase 2 en rebanadas de algún embutido libre de nitratos. Puedes comprar un paquete de pavo o rosbif rebanado, dividirlo en bolsas resellables (alrededor de tres o cuatro rebanadas delgadas por bolsa) junto con algunas verduras y guardarlas en el refrigerador para tener a la mano refrigerios sencillos y listos para llevar.

Desayunos de la fase 2

Claras revueltas a la española
Omelette de claras con champiñones y espinacas
Tocino de pavo con apio, sal de mar y limón

Ensaladas, sándwiches y sopas de la fase 2

Pimiento rojo relleno de ensalada de atún
Ensalada de atún con pepino
Ensalada de filete y espinaca
Envuelto de rosbif, rábano y pepino
Envuelto de rosbif, mostaza y lechuga
Envuelto de filete y espárragos en hojas de lechuga
Envuelto de pollo rebanado
Sopa de pollo y verduras
Sopa de col rizada, poro y res
Sopa de col y res
Aderezo de ensalada y para verduras

Platos fuertes de la fase 2

Pescado con pimiento rojo picante y col rizada al ajo y limón
Filete de basa asado con brócoli
Pollo horneado a la canela y mostaza con espinaca al ajo y limón
Tiras de filete Nueva York con brócoli al vapor
Pimiento rojo relleno
Estofado de puerco con peperoncino

Refrigerios de la fase 2

Carne seca de pavo
Salmón ahumado con pepino
Canapé de ostión
Chile jalapeño relleno de rosbif
Ostiones en su concha
Hongos portobello rellenos

CLARAS REVUELTAS A LA ESPAÑOLA

▲ FASE 2

1 porción

- 1 cucharada de cebolla picada
- 1 cucharada de chalote picado
- 1 cucharada de ajo triturado
- 1 cucharada de chile verde picado
- ½ taza de espinaca fresca picada
- 3 claras de huevo (o ½ taza de claras de huevo)
- ¼ a 1 cucharadita de cilantro o perejil fresco
- ¼ de cucharadita de pimiento seco triturado
- Pizca de sal de mar

En una sartén antiadherente, calienta una cucharadita de agua y cocina la cebolla, el chalote, el ajo y el chile hasta que estén suaves. Agrega la espinaca y mantén al fuego hasta que se cueza. Incorpora el huevo y revuelve los ingredientes. Permite que los huevos se cuezan hasta el punto deseado. Espolvorea perejil, pimiento seco triturado y sal antes de servir.

OMELETTE DE CLARAS CON CHAMPIÑONES Y ESPINACAS

▲ FASE 2

1 porción

- 1 cucharada de cebolla picada
- 1 cucharada de chalote picado

- 1 cucharada de ajo triturado
- ½ taza de espinaca fresca picada
- ⅓ de taza de champiñones frescos picados
- 3 claras (½ taza de claras)
- Una pizca de sal marina

Calienta la cebolla, el chalote y el ajo en una sartén antiadherente hasta que estén suaves. Agrega la espinaca y los champiñones, y mantén al fuego hasta que estén cocidos. Incorpora las claras y revuelve. Permite que los huevos se cuezan hasta alcanzar la consistencia deseada. Espolvorea la sal antes de servir.

TOCINO DE PAVO CON APIO, SAL DE MAR Y LIMÓN

▲ **FASE 2**

1 porción

- 4 rebanadas de tocino de pavo libre de nitratos (aproximadamente entre 3 y 4 onzas)
- 2 tallos de apio largos
- 1 cucharadita de jugo de limón
- Sal marina al gusto

Cocina el tocino de pavo en una sartén antiadherente o parrilla durante 4 minutos de un lado y 3 del otro. Sazona el apio con jugo de limón y sal. Sírvelos juntos.

PIMIENTO ROJO RELLENO DE ENSALADA DE ATÚN

▲ **FASE 2**

2 porciones

- 1 lata de atún en agua
- 3 pepinos pequeños picados finamente
- ½ taza de albahaca fresca picada en *chiffonade*
- 2 cucharadas de cebolla morada finamente picada
- 2 cucharadas de jugo de limón
- 1 cucharada de mostaza preparada

- Una pizca de sal de mar
- Una pizca de pimienta negra
- 1 pimiento rojo, lavado, partido a la mitad y sin semillas

Drena la lata de atún. Pon el atún en un pequeño recipiente y agrega el pepino, la albahaca y la cebolla. Mezcla bien. Incorpora el jugo de limón, la mostaza, la sal y la pimienta. Con una cuchara, coloca la mezcla dentro de las mitades del pimiento. ¡Sirve y disfruta!

ENSALADA DE ATÚN CON PEPINO

▲ **FASE 2**

2 porciones

- 1 lata de atún en agua
- 3 pepinos pequeños picados
- ½ taza de albahaca, picada en *chiffonade*
- 2 cucharadas de cebolla morada picada
- 2 cucharadas de jugo de limón
- 1 cucharada de mostaza preparada
- Una pizca de sal de mar
- Una pizca de pimienta negra
- 2 tazas de espinaca, col o col rizada picada
- 4 a 8 cucharadas de aderezo de ensalada de la fase 2 (véase el aderezo de esta fase)

Drena la lata de atún y ponlo en un pequeño recipiente. Agrega el pepino, la albahaca, la cebolla, el jugo de limón y la mostaza. Sazona con sal y pimienta al gusto. Sirve la ensalada sobre una cama de espinacas, col o col rizada. Cubre con aderezo.

ENSALADA DE FILETE Y ESPINACA

▲ **FASE 2**

1 porción

- 4 a 5 onzas de tiras de filete Nueva York
- ½ cucharadita de ajo triturado

- ½ cucharadita de sal marina
- ⅛ de cucharadita de pimienta
- 2 tazas de espinaca fresca picada
- ½ taza de pepino picado
- ¼ de taza de cebolla morada picada
- ¼ de taza de chile verde o rojo picado
- ¼ de taza de pimiento rojo picado
- ½ limón, exprimido
- 1 a 2 cucharadas de cilantro fresco
- 2 a 4 cucharadas de aderezo de la fase 2 (véase la receta del aderezo de la fase 2)

Precalienta la parrilla. Con unas tijeras, elimina la grasa sobrante del filete. Sazónalo por ambos lados con sal, pimienta y ajo.

Coloca el filete en la parrilla y ásalo hasta el término deseado, de 7 a 15 minutos (puedes cortarlo en rebanadas o por la mitad si deseas que quede bien cocido sin que se calcine el exterior).

Mientras tanto, echa la espinaca, el pepino, la cebolla, el chile y el pimiento en un recipiente grande para ensaladas. Vierte encima de la mezcla el jugo de limón y espolvorea el cilantro. Deja un momento de lado.

Rebana el filete en tiras de 1½ pulgadas y colócalas encima de la mezcla de verduras. Viértele encima el aderezo antes de servir.

ENVUELTO DE ROSBIF, RÁBANO Y PEPINO

▲ **FASE 2**

1 porción

- 1 a 2 cucharadas de salsa de rábano picante
- 2 a 3 onzas de rosbif libre de nitratos en rebanadas
- 1 pepino, pelado y cortado en juliana
- Sal de mar al gusto

Extiende la salsa de rábano picante sobre las rebanadas de rosbif y envuelve con ellas los trozos de pepino. Agrega sal. ¡Sirve y disfruta!

ENVUELTO DE ROSBIF, MOSTAZA Y LECHUGA

▲ **FASE 2**

1 porción

- 2 a 3 onzas de rosbif libre de nitratos en rebanadas
- 1 a 2 cucharadas de mostaza preparada
- 2 a 4 hojas de lechuga romana
- Cilantro (opcional)
- Pimiento seco triturado (opcional)
- Jugo de limón (opcional)

Unta la mostaza sobre las rebanadas de rosbif. Luego envuélvelas con las hojas de lechuga romana. Espolvorea el cilantro, el pimiento seco triturado, vierte el jugo de limón y sirve.

ENVUELTO DE FILETE Y ESPÁRRAGOS EN HOJAS DE LECHUGA

▲ **FASE 2**

2 porciones

- Un filete de res de 10 onzas, cortado en rebanadas
- 8 tallos de espárragos recortados
- ½ limón exprimido
- ½ cucharadita de ajo triturado
- ½ a 1 cucharadita de cilantro fresco
- ½ cucharadita de sal de mar
- ¼ de cucharadita de pimienta negra
- ¼ de cucharadita de pimiento seco triturado
- Mostaza o vinagre balsámico al gusto
- 4 hojas de lechuga romana grandes

Precalienta la parrilla. Sobre un trozo de papel de aluminio, coloca el filete y los espárragos. Mezcla el jugo de limón, el ajo, el cilantro, la sal, la pimienta y el pimiento seco triturado en un pequeño recipiente. Cierne la mezcla sobre el filete y los espárragos. Dobla los extremos del papel de aluminio para sellar el contenido. Coloca el envuelto sobre la parrilla y asa de 20 a 25 minutos, dependiendo del término que desees.

Quita el envuelto de la parrilla y ábrelo con cuidado. Permite que salga el vapor y que la carne se enfríe.

Vierte el jugo que soltó la carne en un pequeño recipiente y mézclalo con mostaza o vinagre balsámico.

En un plato extendido, coloca las dos hojas de lechuga romana. Con un cucharón, coloca la mitad de la carne y los espárragos sobre cada hoja. Vierte encima la mezcla con mostaza o vinagre. Tapa con las dos hojas restantes, sirve y disfruta.

Nota: si te sobra o quieres duplicar la receta, separa la carne y los espárragos del almuerzo de mañana, envuélvelos en hojas de lechuga y aderézalos con el aderezo de ensaladas de la fase 2, si lo deseas.

ENVUELTO DE POLLO REBANADO

▲ FASE 2

1 porción

- 1 a 2 cucharadas de mostaza preparada
- 2 a 3 onzas de embutido de pollo o pavo rebanado libre de nitratos
- 2 a 3 hojas de lechuga romana
- Cilantro fresco (opcional)
- Pimiento seco triturado (opcional)
- Jugo de limón (opcional)

Unta la mostaza sobre el pollo y envuélvelo con las hojas de lechuga. Espolvorea encima el cilantro y el pimiento seco triturado, y viértele el jugo de limón antes de servir.

SOPA DE POLLO Y VERDURAS

▲ FASE 2

6 a 8 porciones (tamaño de la porción: 3 tazas)

- 1 pollo entero o en partes, sin piel
- 1 taza de cebolla picada
- 6 a 8 dientes de ajo, triturados
- 8 tazas de caldo de pollo

- 8 tazas de verduras frescas o congeladas, que incluyan col, brócoli, apio, espinaca, col rizada, espárragos, poro, cebollas de cambray y champiñones
- 1 cucharada de perejil o cilantro
- 1 cucharadita de romero fresco o seco
- ½ cucharadita de albahaca fresca o seca
- ½ cucharadita de orégano fresco o seco
- ¼ de cucharadita de tomillo fresco o seco
- 1 hoja de laurel
- Sal de mar y pimienta negra y blanca al gusto

Coloca el pollo en una olla sopera grande junto con el caldo y 8 tazas de agua. Agrega las verduras y las especias. Lleva al punto de hervor y luego baja el fuego y deja hervir a fuego lento durante una hora.

Deja enfriar, saca el pollo y deshuésalo. Agrega la carne de pollo a la sopa, vuelve a calentar, sazona al gusto con sal y pimienta, y sirve.

SOPA DE COL RIZADA, PORO Y RES

▲FASE 2

6 a 8 porciones

- 2 libras de res o cordero sin hueso para estofado
- 4 tazas de caldo de pollo
- 4 tazas de caldo de res
- 3 tazas de col rizada picada (sin la nervadura)
- 2 tazas de espinaca *baby*
- 2 tazas de champiñones frescos en rebanadas
- 1 taza de poro picado, raíz y hojas
- 1 taza de apio picado
- 6 cebollitas de cambray picadas (enteras con hojas)
- ¼ de taza de cebolla morada picada
- 1 cucharada de sal de mar
- ½ cucharadita de pimienta negra molida

Sella la carne en una sartén, luego pon todos los ingredientes en la olla eléctrica de cocción lenta y deja cocer a temperatura baja de 6 a 8 horas, o a temperatura alta de 4 a 5 horas.

SOPA DE COL Y RES

▲FASE 2

6 a 8 porciones (tamaño de la porción: 3 tazas)

- ½ taza de cebolla morada picada
- 2 cucharadas de ajo triturado
- 2 libras de res para estofado sin hueso
- 8 onzas de chiles verdes asados y picados
- 1 cucharada de cilantro picado
- ½ cucharadita de pimiento seco triturado
- ½ cucharadita de pimienta negra
- 4 tazas de caldo de res
- 4 tazas de caldo de verduras
- 8 tazas de agua
- 12 tazas de col verde picada
- 2 cucharadas de sal de mar

En una olla antiadherente grande, cocina la cebolla y el ajo con dos cucharadas de agua a fuego medio hasta que se suavicen. Agrega la res, el chile, el cilantro, el pimiento seco triturado y la pimienta. Revuelve hasta que las especias cubran la carne.

Vierte los caldos y las ocho tazas de agua. Calienta a fuego alto. Cuando llegue al punto de hervor, baja el fuego al mínimo. Agrega la col y la sal. Revuelve ocasionalmente y deja cocinar a fuego bajo durante cerca de una hora. Sirve de inmediato.

Nota: también puedes poner los ingredientes en una olla eléctrica de cocción lenta y dejarlos cocinar a temperatura baja entre 6 y 8 horas.

ADEREZO DE ENSALADA Y PARA VERDURAS

▲FASE 2

Alrededor de ¾ de taza

- ½ taza de pepino pelado y picado
- 1 diente de ajo
- 3 cucharaditas de vinagre balsámico o de manzana
- 2 cucharaditas de cilantro o perejil
- 1 cucharadita de eneldo

- ½ cucharadita de Stevia o xilitol
- ⅛ de cucharadita de sal de mar

Coloca todos los ingredientes en la licuadora y lícualos hasta que la mezcla sea uniforme.

PESCADO CON PIMIENTO ROJO PICANTE Y COL RIZADA AL AJO Y LIMÓN

▲ **FASE 2**

1 porción

- 1 cucharada de jugo de limón
- 1 cucharadita de pasta de chile
- ¼ de cucharadita de pimiento seco triturado
- ½ cucharadita de cilantro picado
- Una pizca de sal de mar
- Una pizca de pimienta negra molida
- 6 onzas de filete de pescado blanco (blanco del Nilo, basa, bacalao)

Col rizada al limón

- 1 cucharada de jugo de limón
- 1 cucharadita de ajo triturado
- 3 tazas de col rizada (sin la nervadura)
- Sal de mar y pimienta negra

En un recipiente pequeño, mezcla el jugo de limón, la pasta de chile, el pimiento seco triturado, el cilantro, la sal y la pimienta. Coloca el pescado sobre una capa de papel de aluminio dentro de un recipiente para horno y vierte la mezcla sobre el pescado.

Precalienta el horno a 350°F. Hornea el pescado sin cubrirlo, entre 20 y 30 minutos, dependiendo del grosor del filete.

Mientras se hornea, combina una cucharada de agua en una sartén antiadherente con el jugo de limón y el ajo.

Agrega la col rizada y cocina a fuego medio hasta que esté suave, pero sin que pierda el color.

Sazona con sal y pimienta al gusto, y sírvela junto al pescado.

FILETE DE BASA ASADO CON BRÓCOLI

▲ **FASE 2**

1 porción

- 1 cucharadita de jugo de limón
- ½ cucharadita de Stevia o xilitol
- ½ cucharadita de mostaza seca
- Una pizca de canela molida (opcional)
- 6 onzas de basa u otro pescado blanco
- 2 tazas de floretes de brócoli
- Sal de mar
- Pimienta negra recién molida

Precalienta el asador.

En un recipiente pequeño, mezcla el jugo de limón con la Stevia, la mostaza y la canela. Úntale la mezcla al pescado generosamente para darle sabor. Con cuidado, coloca el pescado en el asador y ásalo entre 12 y 15 minutos o hasta que el pescado empiece a descascararse.

Mientras tanto, cocina el brócoli al vapor. Llena una vaporera con 1 a 2 pulgadas de agua y llévala al punto de hervor. Tápala y deja cocer el brócoli entre 4 y 6 minutos, o hasta que se pueda pinchar fácilmente con un tenedor. Sazona con sal y pimienta al gusto, y sírvelo junto con el pescado.

POLLO HORNEADO A LA CANELA Y MOSTAZA CON ESPINACA AL AJO Y LIMÓN

▲ **FASE 2**

6 a 8 porciones

- 2 cucharadas de jugo de limón
- ¼ de cucharadita de canela molida
- 1 cucharadita de mostaza seca
- 1 cucharadita de Stevia o xilitol
- 2 libras de pechuga de pollo deshuesada, sin piel, lavada y secada

Espinaca al limón

- 1 cucharada de jugo de limón
- 1 cucharadita de ajo triturado

- 3 tazas de espinaca *baby*
- Sal de mar y pimienta negra

Precalienta el horno a 350°F. Mientras se calienta, prepara la mezcla para sazonar el pollo.

Combina el jugo de limón, la canela, la mostaza y el endulzante en un recipiente pequeño.

Coloca el pollo en una charola para hornear. Vierte la mezcla encima del pollo, cubre la charola con papel de aluminio y métela al horno. Hornea el pollo durante 40 minutos.

Aumenta la temperatura del horno a 400°F y quita el papel de aluminio. Hornea el pollo destapado durante 15 minutos más.

Para preparar la espinaca: en una sartén antiadherente pon una cucharada de agua y el jugo de limón para cocinar el ajo y la espinaca. Sazona con sal y pimienta.

TIRAS DE FILETE NUEVA YORK CON BRÓCOLI AL VAPOR

FASE 2

1 porción

- 5 a 6 onzas de tiras de filete Nueva York
- ½ cucharadita de ajo picado
- ½ cucharadita de sal de mar
- ⅛ de cucharadita de pimienta negra
- 3 tazas de floretes de brócoli

Precalienta el asador. Con unas tijeras, corta el excedente de grasa del filete. Sazónalo por ambos lados con ajo, sal y pimienta. Colócalo en el asador y asa hasta el término deseado, entre 7 y 10 minutos. (Si deseas que el filete quede bien cocido sin carbonizarse, córtalo por la mitad.)

Mientras tanto, cocina el brócoli al vapor. Llena una vaporera con 1 a 2 pulgadas de agua y llévala al punto de hervor. Tápala y deja cocer el brócoli entre 4 y 6 minutos, o hasta que se pueda pinchar fácilmente con un tenedor. Sazona con sal y pimienta al gusto, y sírvelo junto al filete.

Nota: en lo personal, prefiero hacer un filete adicional y servirlo con ensalada en el almuerzo o cena del día siguiente.

PIMIENTO ROJO RELLENO

FASE 2

6 porciones

- 2 libras de carne de res molida sin grasa
- 1 taza de cebolla morada picada
- 1 taza de apio picado
- 2 cucharadas de cilantro picado
- 3 cucharadas de ajo triturado
- 1 ½ cucharaditas de sal de mar
- 1 cucharadita de pimienta negra molida
- 1 cucharadita de orégano seco
- 1 cucharadita de albahaca seca
- 1 taza de espinacas *baby*
- 6 pimientos rojos

Precalienta el horno a 375°F. En una sartén antiadherente, cuece parcialmente la carne y la cebolla a fuego medio. Baja la flama y agrega el apio, el cilantro, el ajo, la sal, la pimienta, el orégano y la albahaca. Cuando la carne esté del todo cocida, quita la mezcla del fuego y agrega la espinaca.

Lava bien los pimientos, quítales la parte superior y desflémalos. Rellena cada uno con entre ½ y ⅔ de taza de la carne de res. Colócalos en un recipiente de vidrio para hornear con dos cucharadas de agua en el fondo del recipiente. Cúbrelo con papel de aluminio y hornéalo durante 50 minutos.

Saca el recipiente del horno y quítale el papel de aluminio. Aumenta la temperatura del horno a 400°F y hornea los pimientos durante 10 minutos más. Deja enfriar un poco antes de servir.

ESTOFADO DE PUERCO CON PEPERONCINO

FASE 2

8 porciones

- 2½ libras de carne de cerdo para asar
- 1 taza de peperoncino picado

- 1 taza de jugo de peperoncino
- 1 cucharadita de pimienta negra
- ½ cucharadita de sal de mar
- ¼ de cucharadita de orégano seco
- ¼ de cucharadita de albahaca seca
- ⅛ de cucharadita de romero seco
- ⅛ de cucharadita de mostaza seca
- 3 tazas de brócoli, espinaca o espárragos picados, al vapor

Coloca todos los ingredientes, excepto las verduras, en una olla eléctrica de cocción lenta y cuece a temperatura baja entre 6 y 8 horas. Sirve con las verduras al vapor.

CARNE SECA DE PAVO

▲ **FASE 2**

4 a 5 porciones

Esta receta de carne seca puede hacerse con filete de res, de búfalo, de pescado o de otra carne orgánica.

- 1 a 1½ libras de filete de pechuga de pavo orgánico
- ¼ de taza de salsa tamari
- Jugo de 1 limón
- ½ cucharadita de sal de cebolla
- ¼ de cucharadita de polvo de ajo
- ⅛ de cucharadita de sal de mar
- ⅛ de cucharadita de pimiento seco triturado

Con unas tijeras, corta el excedente de grasa de la carne. Córtala en tiras de aproximadamente 5 pulgadas de largo y ½ pulgada de ancho. En una bolsa de plástico resellable, combina el resto de los ingredientes. Pon la carne en la bolsa, ciérrala y agita el contenido para que se mezcle. Refrigera y deja marinar 8 horas o toda la noche.

Escurre la carne y tira la marinada. Coloca la carne en un deshidratador en el horno o en una rejilla metálica con una capa de papel de aluminio debajo. Coloca las tiras con una separación de ¼ pulgada entre cada una. Hornea sin cubrir a 200°F durante 6 o 7 horas, o hasta que la carne esté seca.

Saca del horno y deja enfriar por completo. Refrigérala o congélala en un contenedor al alto vacío.

SALMÓN AHUMADO CON PEPINO

FASE 2

1 porción

- 3 onzas de salmón ahumado libre de nitratos (sin azúcar añadida)
- 1 a 2 tazas de pepinos en rodajas
- 1 cucharadita de jugo de limón
- ⅛ de cucharadita de eneldo
- Una pizca de pimienta blanca

Corta el salmón ahumado en rebanadas delgadas. Vierte el jugo de limón sobre las rodajas de pepino y sazona con el eneldo y la pizca de pimienta blanca. Sírvelos juntos.

CANAPÉ DE OSTIÓN

FASE 2

2 porciones

- 1 pepino grande
- Ostiones enlatados en agua
- 1 cucharadita de jugo de limón
- Sal de mar y pimienta al gusto

Rebana el pepino en rodajas de ½ pulgada de ancho. Escurre los ostiones. Coloca un ostión sobre cada rodaja de pepino y vierte jugo de limón sobre ellos.

CHILE JALAPEÑO RELLENO DE ROSBIF

▲ **FASE 2**

1 porción

- 1 a 2 onzas de rosbif
- 1 chile jalapeño de buen tamaño

Quita la parte superior del chile, desflémalo y rellena con el rosbif.

OSTIONES EN SU CONCHA

▲ **FASE 2**

1 porción

- 3 ostiones frescos

Adereza los ostiones con salsa de rábano picante y limón.

HONGOS PORTOBELLO RELLENOS

▲ **FASE 2**

4 porciones

- 6 onzas de carne de res molida sin grasa
- ¼ de taza de cebolla picada
- 1 taza de espinaca picada

1 cucharadita de ajo
4 hongos portobello grandes
Sal de mar y pimienta al gusto
4 cucharadas de caldo de verduras orgánico

Cuece los primeros cuatro ingredientes en una sartén. Divide la mezcla en cuatro y rellena los hongos. Sazona con sal y pimienta al gusto.

Vierte una cucharada de caldo de verduras sobre cada hongo, cúbrelos con papel de aluminio y hornéalos a 400°F durante 15 minutos. Sírvelos calientes (o congélalos y caliéntalos antes de servir).

RECETAS DE LA FASE 3

REFRIGERIOS DE IMPACTO DE LA FASE 3

Uno de los refrigerios más sencillos y deliciosos de la fase 3 son las semillas y nueces crudas. Contienen tanto grasas como proteínas, y son perfectas para llevar a todas partes. Una de mis clientes llena bolsitas con los refrigerios de las cuatro semanas en un día. Pone un manojo de almendras crudas, castañas crudas, pistachos crudos y semillas de girasol crudas en cada una de las 24 bolsitas, y luego las guarda en una bolsa etiquetada como "Refrigerios de la fase 3", la cual mete al refrigerador. ¡Listo!

Cuando es necesario, compro bolsas de camarón congelado precocido. Las divido, pongo de 8 a 10 camarones en cada contenedor y agrego un manojo de gajos de limón a cada porción, la cual luego congelo o refrigero (si la comeré al día siguiente). Durante los siguientes tres días, tengo coctel de camarones con el cual deleitarme. Agrega unas rebanadas de aguacate y tendrás un refrigerio gourmet o una entrada para la cena.

Desayunos de la fase 3

Pan tostado con mantequilla
Pan tostado con humus y pepino
Huevo y pan tostado con jitomate y cebolla morada
Batido de moras, nueces y avena
Avena con moras y nueces

Ensaladas, sándwiches y sopas de la fase 3

Ensalada de atún y endivias
Ensalada de camarón
Ensalada de tres huevos
Ensalada de jitomate y aceitunas
Aderezo de ensalada y para verduras
Enrollado de pavo con humus

Envuelto de aguacate, pavo y lechuga
Estofado de lentejas

Platos fuertes de la fase 3

Quesadillas de aguacate
Salteado de pollo al ajonjolí
Pollo al curri de coco
Risotto de quinoa y pollo
Pollo al ajonjolí y arroces
Salmón horneado con camote
Chili de aguacate
Estofado de cerdo al romero con camote
Salteado de camarones y verduras con arroz integral
Pescado con corteza de nueces y coco, con alcachofa y salsa

Refrigerios de la fase 3

Apio relleno de mantequilla de almendra
Jícama con limón y piñones
Humus de frijol blanco y eneldo
Guacamole cremoso
Humus de camote con pepinos
Mantequilla de nueces crudas
Mayonesa de cártamo

PAN TOSTADO CON MANTEQUILLA

▸ **FASE 3**

1 porción

- 1 rebanada de pan de granos germinados
- 3 cucharadas de mantequilla de nueces crudas o semillas
- ½ taza de moras
- Una pizca de canela
- Una pizca de Stevia o xilitol (opcional)

- ¼ a ½ taza de jícama cruda
- ½ cucharada de jugo de limón

Tuesta el pan. Úntale la mantequilla y cubre con las moras. Espolvorea canela y endulzante. Sirve con jícama con limón.

PAN TOSTADO CON HUMUS Y PEPINO

▸ **FASE 3**

1 porción

- 1 rebanada de pan de granos germinados
- 2 cucharadas de humus
- ½ taza de rodajas delgadas de pepino
- ½ jitomate en rodajas
- 1 hoja de albahaca (opcional)
- Una pizca de sal de mar
- Una pizca de pimienta negra

Tuesta el pan. Úntale el humus y cubre con las rodajas de pepino y jitomate. Adorna con la hoja de albahaca y sazona con sal y pimienta.

HUEVO Y PAN TOSTADO CON JITOMATE Y CEBOLLA MORADA

▸ **FASE 3**

1 porción

- 1 rebanada de pan de granos germinados
- 1 huevo grande
- ½ cucharadita de aceite de oliva o de semilla de uva
- ½ jitomate en rodajas
- ¼ de cebolla morada en rodajas
- Sal de mar
- Pimienta negra

Tuesta el pan. Mientras tanto, fríe el huevo con aceite. Cuando esté listo, colócalo sobre el pan tostado con las rodajas de jitomate y cebolla. Sazona con sal y pimienta al gusto.

BATIDO DE MORAS, NUECES Y AVENA*

▸ **FASE 3**

1 porción

- ½ taza de avena
- ¼ de taza de semillas de girasol crudas
- ½ taza de fruta congelada
- ½ taza de cubos de hielo
- 1 sobre de Stevia
- Canela molida, al gusto

Licua la avena hasta pulverizarla. Agrega las semillas de girasol y sigue licuando hasta pulverizar la mezcla. Apaga la licuadora, agrega 1 taza de agua y el resto de los ingredientes. Licua hasta que la mezcla quede homogénea.

AVENA CON MORAS Y NUECES*

▸ **FASE 3**

1 porción

En lo personal, prefiero hacer la caja de avena completa y luego congelarla con las moras, la canela y el endulzante en porciones de 1 ½ tazas. De este modo, puedo sacarla del congelador y recalentarla en minutos. Agrega las nueces o semillas después de recalentar.

- ½ taza de avena
- ½ taza de moras frescas
- ¼ de taza de nueces crudas y semillas
- Stevia
- Canela molida

Agrega la avena con una taza de agua en un tazón. Cúbrelo y déjalo remojar toda la noche en el refrigerador. La mañana siguiente, cuece la avena con agua en una sartén durante aproximadamente 30 minutos. Cuando la avena termine de cocerse, cúbrela con las moras, nueces o semillas. Agrega Stevia y canela al gusto.

* No olvides comerlo con una porción de verduras de la fase 3.

ENSALADA DE ATÚN Y ENDIVIAS

▸ **FASE 3**

1 porción

Puedes comer la ración entera en el almuerzo o la mitad como refrigerio.

- 1 lata de atún en agua
- ¼ de taza de cebolla morada
- ¼ de taza de apio picado
- ¼ de taza de pepino picado
- ¼ de taza de gajos de toronja
- 1 cucharada de humus
- Una pizca de sal de mar
- Una pizca de pimienta negra molida
- Hojas de endivia frescas

Drena el atún y colócalo en un tazón pequeño. Mezcla con la cebolla, el apio, el pepino y la toronja. Agrega el humus y revuelve hasta que la mezcla sea uniforme. Sazona con sal y pimienta al gusto.

Coloca la ensalada de atún sobre las hojas de endivia y sirve.

ENSALADA DE CAMARÓN

▸ **FASE 3**

1 porción

También puedes servirla sobre una hoja de endivia o dentro de un pimiento rojo para el almuerzo, o usar la mitad de la porción como refrigerio.

- ½ taza de jitomates cherry, en rodajas
- ¼ de taza de apio finamente picado
- 1 cucharada de cebolla morada finamente picada
- 2 cucharadas de humus o mayonesa de cártamo
- 1 cucharadita de jugo de limón
- ½ cucharadita de cilantro o perejil
- 4 a 5 onzas de camarón cocido
- 2 a 4 tazas de espinaca fresca o mezcla de lechugas

En un tazón pequeño, combina los jitomates cherry, el apio y la cebolla. Revuelve con el humus, el jugo de limón y el cilantro. Adorna con los camarones.

Sirve sobre hojas de espinaca o mezcla de lechugas.

ENSALADA DE TRES HUEVOS

▸ **FASE 3**

1 porción

- 3 huevos cocidos, pelados y sin 2 yemas
- ½ cucharada de mayonesa de cártamo
- ¾ de cucharada de mostaza preparada
- 2 cucharadas de aceitunas negras en rodajas
- 2 cucharadas de pepino picado
- ½ cucharadita de cebolla morada finamente picada (opcional)
- Una pizca de sal de mar
- 2 tazas de espinaca fresca o mezcla de lechugas

Pica las claras de los dos huevos y el huevo entero, y coloca los trozos en un tazón pequeño. Agrega la mayonesa y la mostaza, y revuelve todo hasta que quede homogéneo. Incorpora las aceitunas, el pepino y la cebolla. Sazona con la sal y la pimienta.

Coloca la mezcla sobre una cama de espinacas o lechugas para servir.

ENSALADA DE JITOMATE Y ACEITUNAS

▸ **FASE 3**

1 porción

- 2 jitomates picados
- ¼ de taza de aceitunas mixtas en rodajas
- ¼ de taza de cebolla morada finamente picada
- 1 cucharada de aceite de oliva
- ½ cucharada de vinagre balsámico
- 5 hojas de albahaca fresca picadas en *chiffonade*
- Sal de mar
- Pimienta negra

En un tazón para ensalada, combina los jitomates, las aceitunas y la cebolla. Mezcla con el aceite y el vinagre. Adorna con las hojas de albahaca y sazona al gusto con sal y pimienta.

ADEREZO DE ENSALADA Y PARA VERDURAS

▸ **FASE 3**

¼ de taza

- 2 cucharadas de aceite de ajonjolí
- 2 cucharadas de jugo de limón
- 1 cucharadita de ajo triturado
- Sal de mar
- Pimienta negra

Mezcla los ingredientes y agrega sal y pimienta al gusto.

ENROLLADO DE PAVO CON HUMUS

▸ **FASE 3**

1 porción

- 2 a 3 rebanadas de pavo libre de nitratos
- 2 cucharadas de humus

Unta el humus directamente sobre las rebanadas de pavo, enróllalas y ¡listo!

ENVUELTO DE AGUACATE, PAVO Y LECHUGA

▸ **FASE 3**

1 porción

- 2 a 4 hojas grandes de lechuga romana (si usarás esta receta para la cena, cambia la lechuga por una tortilla de granos germinados)
- 2 cucharadas de humus
- 1 cucharada de la salsa de tu elección
- ½ taza de carne molida de pavo cocida
- 1 taza de arúgula

- ½ aguacate en rebanadas finas
- Sal de mar y pimienta

Calienta la tortilla en una sartén. Extiende el humus y la salsa sobre la tortilla de forma homogénea. Con una cuchara, extiende el pavo. Cubre con la arúgula y el aguacate. Enróllala y ¡disfruta!

ESTOFADO DE LENTEJAS

FASE 3

3 porciones (tamaño de la porción: 1 ½ tazas)

- 1 cucharada de aceite de oliva
- 1 cebolla pequeña picada
- 3 dientes de ajo triturados
- ½ taza de zanahoria en juliana delgada
- Sal de mar y pimienta negra
- 1 lata de lentejas cocidas, escurridas y lavadas, o 4 tazas de lentejas cocidas
- Salsa tamari al gusto
- ¾ de taza de caldo de pollo o verduras

Calienta el aceite a fuego medio en una cacerola de tres cuartos. Agrega la cebolla y sofríela durante 7 minutos, hasta que se ablande. Añade el ajo y sofríe la mezcla un minuto más, hasta que esté fragante. Agrega la zanahoria, la sal y la pimienta. Tapa y revuelve ocasionalmente hasta que la zanahoria esté cocida.

Agrega las lentejas y la salsa tamari. Deja cocer durante 5 minutos. Vierte el caldo y deja cocer 5 minutos más.

QUESADILLAS DE AGUACATE

FASE 3

1 porción

- 1 tortilla de granos germinados
- Aceite de semilla de uva
- Sal de mar al gusto
- Orégano, albahaca y romero frescos o secos

- ½ aguacate pelado y sin semilla
- Jugo de ¼ de limón
- ¼ de cucharadita de mayonesa de cártamo

Precalienta el horno a 350°F. Unta un poco de aceite sobre la tortilla y espolvorea la sal y las hierbas. Hornea hasta que esté crujiente, aproximadamente 10 minutos.

Mientras tanto, mezcla el aguacate, el jugo de limón y la mayonesa. Saca la tortilla del horno y úntale la mezcla antes de servir.

SALTEADO DE POLLO AL AJONJOLÍ

▸ **FASE 3**

6 a 8 porciones

- 1 a 1½ libras de pechuga de pollo orgánico deshuesada y sin piel
- 4 cucharadas de aceite de ajonjolí tostado
- ½ taza de cebolla morada picada
- 2 cucharadas de ajo triturado
- 1 cucharada de jengibre rallado
- ¼ de cucharadita de pimiento seco triturado
- 1 cucharadita de cilantro picado o perejil seco
- 1 ½ tazas de brócoli picado
- 1 ½ tazas de calabacita picada
- 1 ½ tazas de col picada
- Sal de mar
- Pimienta negra recién molida
- ¼ de taza de ajonjolí tostado
- 4 tazas de quinoa cocida y caliente

Rebana el pollo en trozos de 1 pulgada y déjalo a un lado. Precalienta una sartén antiadherente grande y agrega 3 cucharadas de aceite de ajonjolí. Sofríe la cebolla entre 5 y 7 minutos, hasta que se suavice. Agrega el ajo y el jengibre, y saltea la mezcla un minuto más hasta que esté fragante.

Agrega el pollo, el pimiento seco y el cilantro a la sartén. Sofríe el pollo durante algunos minutos. Añade el brócoli y cocina otros 2 minutos. Agrega la calabacita y la col, y saltea las verduras hasta que tengan la consistencia deseada. De ser necesario, incorpora otra cucharada de aceite de ajonjolí.

Sazona con sal y pimienta al gusto. Espolvorea las semillas de girasol y sirve sobre la quinoa cocida.

POLLO AL CURRI DE COCO

FASE 3

4 porciones

- 1 cucharada de aceite de oliva
- 1 cebolla mediana picada
- 1 cucharadita de sal de mar
- 2 cucharaditas de polvo de curri
- Una lata de leche de coco
- 1 taza de rodajas de jitomate
- 2 cucharadas de pasta de jitomate
- 1 libra de pechuga de pollo orgánico deshuesada y sin piel, en trozos de 1 pulgada
- 3 tazas apretadas de espinaca *baby*
- ½ taza de quinoa cocida, caliente

Calienta el aceite en una sartén grande. Agrega la cebolla y la sal, y saltéala a fuego medio durante 7 minutos, hasta que esté suave. Agrega el polvo de curri y sofríe un minuto más, hasta que el curri cubra por completo la cebolla.

Incorpora la leche de coco, los jitomates y la pasta de jitomate a la mezcla. Revuelve ocasionalmente durante 5 minutos, hasta que la salsa espese un poco. Agrega el pollo y cuece durante 5 o 6 minutos más, o hasta que esté bien cocido.

Incorpora la espinaca a la mezcla y cuece 3 minutos más o hasta que esté cocida.

Agrega una pizca de sal o sazona al gusto.

Sirve caliente sobre la quinoa.

RISOTTO DE QUINOA Y POLLO

▸ FASE 3

6 a 8 porciones

- 1½ libras de fajitas de pollo deshuesadas y sin piel
- 4 cucharadas de aceite de oliva
- 1 cebolla pequeña en rodajas delgadas
- 1 pimiento rojo desflemado y en rebanadas delgadas
- 1 pimiento amarillo desflemado y en rebanadas delgadas
- 5 dientes de ajo picados finamente
- Sal de mar
- Pimienta negra recién molida
- 4 cucharadas de humus
- 1 taza de quinoa cocida
- 20 hojas de albahaca fresca cortadas en *chiffonade*

Corta el pollo en pedazos de 1 pulgada y deja de lado.

En una sartén antiadherente, calienta el aceite. Sofríe el pollo durante 5 minutos, hasta que adquiera un color dorado.

Agrega la cebolla y los pimientos. Sofríe durante 1 o 2 minutos más. Incorpora el ajo y saltea la mezcla durante 1 o 2 minutos más hasta que los pimientos estén suaves, pero no pierdan su color. Sazona al gusto con sal y pimienta. Quita la sartén del fuego.

Revuelve con el humus. Agrega la quinoa y la albahaca, y revuelve hasta que la albahaca se suavice. Sírvelo caliente.

POLLO AL AJONJOLÍ Y ARROCES

▸ FASE 3

8 porciones

Este platillo es excelente para usar los granos cocidos sobrantes. Puedes usar cualquier grano de la fase 3 para esta receta.

- 2½ libras de muslos de pollo deshuesados y sin piel, en trozos de 2 pulgadas
- 2 cucharadas de aceite de cártamo tostado

- ½ taza de cebolla morada picada
- 1 cucharada de sazonador orgánico (mezcla de sal de mar, mostaza, semilla de apio, ajo, cebolla, chile y pimienta negra)
- 1 cucharada de ajo triturado
- 3 tazas de colecitas de Bruselas peladas y en cuartos
- 3 tazas de jitomates cherry en mitades
- ½ taza de albahaca fresca picada
- 3 cucharadas de ajonjolí tostado

Arroces
- 1 taza de arroz salvaje cocido
- 1 taza de arroz integral negro cocido
- 1 taza de cebada negra
- 1 cucharada de aceite de ajonjolí tostado

Lava el pollo y sécalo con una toalla de papel. Cuécelo hasta que adquiera una tonalidad dorada en una sartén grande con el aceite de ajonjolí, la cebolla, el sazonador y el ajo. Déjalo a fuego medio hasta que todo esté cocido. Pasa el pollo a un plato plano y déjalo de lado.

En la misma sartén, sofríe las colecitas de Bruselas durante aproximadamente 1 o 2 minutos. Agrega los jitomates y la albahaca, y sofríe durante 1 o 2 minutos más.

Mientras tanto, saltea la mezcla de arroces en el aceite. Mantenla caliente.

Incorpora el pollo de nueva cuenta en la sartén y saltea todo entre 3 y 5 minutos más, hasta que las verduras estén cocidas al gusto. Espolvorea el ajonjolí tostado y sirve sobre ½ taza de arroces.

SALMÓN HORNEADO CON CAMOTE

▸ FASE 3

1 porción

Puedes multiplicar la receta y hacer tantas porciones como gustes.

- 1 camote
- 6 onzas de filete de salmón salvaje

- Aceite de oliva
- ¼ de taza de jugo de limón
- ⅛ de cucharadita de sal de mar
- Pimiento seco triturado al gusto
- ½ cucharadita de cebolla o ajo en polvo

Precalienta el horno a 400°F. Lava el camote y hornéalo durante 1 hora o hasta que sea fácil pincharlo con un tenedor. Mantén el horno caliente a 400°F.

Rocía aceite de oliva sobre el salmón. Vierte un poco de jugo de limón y espolvorea las especias. Hornea durante 15 minutos, luego pásalo al asador durante 5 a 7 minutos. Acompáñalo con el camote.

CHILI DE AGUACATE

▸ FASE 3

Aproximadamente 6 porciones

Puesto que esta receta contiene una cantidad considerable de leguminosas almidonosas, cuenta como una porción de grano, proteína y verdura. No es necesario agregar un grano adicional, aun si lo especifica el mapa de comidas.

- 1 libra de carne molida de pavo (o búfalo), cocida y escurrida
- ½ taza de cebolla morada picada
- 2 cucharadas copeteadas de chile en polvo
- 2 cucharadas de ajo triturado
- 2 cucharadas de perejil o cilantro
- 1 cucharadita de pimiento seco molido (opcional)
- 15 onzas de frijol blanco enlatado
- 15 onzas de alubias enlatadas
- 15 onzas de frijol negro enlatado
- 15 onzas de frijol pinto enlatado
- 15 onzas de lentejas enlatadas
- 4 tazas de calabacita picada
- 4 tazas de sopa orgánica de tomate y pimiento, o sólo de tomate

- 1 cucharadita copeteada de sal de mar
- ½ aguacate rebanado

En una olla eléctrica de cocción lenta, pon la carne, las cebollas, el chile en polvo, el ajo, el perejil o el cilantro, y el pimiento seco molido a alta temperatura.

Pon la tapa y deja a un lado mientras preparas el resto de los ingredientes.

Abre las latas y drena el contenido. Agrega las leguminosas, la calabacita y la sopa a la olla y revuelve bien.

Cocina a alta temperatura durante 4 o 5 horas, o a baja temperatura entre 6 y 8 horas.

Revuelve y prueba ocasionalmente para ajustar la sazón.

Agrega la sal marina justo antes de servir para preservar sus nutrientes.

Sirve con rebanadas de aguacate.

ESTOFADO DE CERDO AL ROMERO CON CAMOTE

▸ FASE 3

8 porciones

- 2 libras de lomo de cerdo deshuesado
- 2 cucharadas de aceite de oliva
- ½ cucharada de sal de mar
- ½ cucharadita de pimienta negra
- ½ cucharadita de romero seco
- ½ cucharadita de tomillo seco
- ¼ de cucharadita de salvia seca
- 6 dientes de ajo
- 8 camotes pequeños o 4 grandes

Úntale aceite de oliva al lomo y sazona con la sal, la pimienta, el romero, el tomillo y la salvia. Con un cuchillo, haz cortes a lo largo del lomo e inserta en ellos los dientes de ajo.

Coloca el lomo entero en una olla eléctrica de cocción lenta. Parte los camotes por la mitad y colócalos alrededor y encima del lomo (no los pongas debajo del lomo, pues no se harán bien). Cocina a temperatura baja entre 8 y 10 horas, o a temperatura alta entre 6 y 8 horas.

SALTEADO DE CAMARONES Y VERDURAS CON ARROZ INTEGRAL

▸ **FASE 3**

4 porciones

- 2 cucharadas de aceite de oliva
- ½ taza de cebolla morada picada
- 3 cucharaditas de ajo triturado
- 12 a 14 espárragos picados
- 1 ½ a 2 tazas de colecitas de Bruselas en cuartos
- 3 cucharaditas de cilantro picado
- 1 cucharadita de pimiento seco triturado
- ½ cucharadita de sal de mar
- 2 cabezas de repollo chino tiernas, sin la base
- 1 libra de camarones extragrandes cocidos
- 2 tazas de arroz integral

Calienta el aceite de oliva en una sartén antiadherente grande. Saltea la cebolla durante 4 minutos a fuego medio. Agrega el ajo y sofríe un minuto más. Incorpora los espárragos, las colecitas de Bruselas, el cilantro, el pimiento seco y la sal de mar. Saltea la mezcla hasta que las verduras estén crujientes.

Agrega el repollo chino y los camarones, y sigue cociendo a fuego medio o alto hasta que todo esté caliente.

Sirve sobre el arroz integral.

PESCADO CON CORTEZA DE NUECES Y COCO, CON ALCACHOFA Y SALSA

▸ **FASE 3**

1 porción

- Aceite de oliva en aerosol
- ¼ de taza de nueces trituradas

- ¼ de taza de coco rallado
- 1 clara de huevo
- 5 gotas de Stevia líquida
- 6 onzas de pescado blanco
- 1 alcachofa mediana

Salsa

- 1 cucharadita de humus
- 1 cucharadita de jugo de limón
- 1 cucharadita de aceite de ajonjolí tostado
- Sal de mar
- Pimienta negra

Precalienta el horno a 400°F. Cubre un recipiente para hornear con papel de aluminio y rocíale un poco de aceite de oliva. Deja de lado.

En un tazón pequeño, mezcla las nueces y el coco. En otro tazón, bate la clara de huevo con un tenedor y agrega las gotas de Stevia. Remoja el pescado en el huevo y empanízalo con la mezcla de coco y nueces hasta que quede una capa gruesa. Coloca el pescado en el recipiente y hornéalo aproximadamente durante 20 minutos.

Mientras el pescado se hornea, hierve agua en una olla. Lava la alcachofa y quítale la base. Pártela a la mitad por lo largo. Cuando el agua esté hirviendo, introduce la alcachofa y deja hervir aproximadamente durante 10 minutos hasta que puedas quitarle una hoja con facilidad (usa pinzas). Escurre la alcachofa. Combina los ingredientes de la salsa en un tazón para servir.

En un plato, coloca el pescado con la alcachofa y acompaña con la salsa.

APIO RELLENO DE MANTEQUILLA DE ALMENDRA

▸ **FASE 3**

1 porción

- 2 tallos de apio
- 2 cucharadas de mantequilla de almendra
- Ralladura de coco o chispas de algarrobo (opcional)

Lava y seca los tallos de apio. Córtalos en trozos de 2 a 3 pulgadas de largo. Rellena los trozos con mantequilla de almendra. Espolvorea sobre ellos la ralladura de coco o las chispas de algarrobo.

JÍCAMA CON LIMÓN Y PIÑONES

▸ **FASE 3**

1 porción

- ½ taza de jícama pelada y en cubos
- ½ taza de piñones crudos
- ½ limón
- Una pizca de sal

Coloca la jícama en un tazón pequeño y agrega los piñones. Exprime el limón sobre la jícama y los piñones. Agrega sal y revuelve para servir.

HUMUS DE FRIJOL BLANCO Y ENELDO

▸ **FASE 3**

6 porciones

- Una lata de garbanzos escurridos hasta ⅓ parte del líquido
- 1 lata de frijoles blancos orgánicos
- ½ taza de tahini
- ½ taza de jugo de limón fresco
- ½ a 1 cucharaditas de sal kosher
- ½ diente de ajo
- 1 cucharadita de eneldo
- 6 tazas de pepino en rodajas

Licua los primeros siete ingredientes hasta formar una pasta homogénea. Acompaña cada porción de humus con rodajas de pepino.

GUACAMOLE CREMOSO

▸ **FASE 3**

1 porción

- 1 cucharada de mayonesa de cártamo
- ½ aguacate
- 1 cucharadita de cilantro
- 1 cucharadita de jugo de limón
- ⅛ de cucharadita de pimiento seco triturado
- Sal de mar y pimienta al gusto
- 1 taza de pepino en rodajas o jícama

Machaca los primeros seis ingredientes y acompaña la mezcla con rodajas de pepino o de jícama.

HUMUS DE CAMOTE CON PEPINOS

▸ **FASE 3**

6 porciones

- Una lata de garbanzos escurridos hasta ⅓ parte del líquido
- ½ camote cocido
- ½ taza de tahini
- ½ taza de jugo de limón fresco
- 1 a 1 ½ cucharadita de sal kosher
- ½ diente de ajo
- ¼ de cucharadita de comino molido
- 6 tazas de pepinos en rodajas

Licua todos los ingredientes excepto los pepinos hasta obtener una mezcla homogénea. Sirve cada porción acompañada de 1 taza de rodajas de pepino.

MANTEQUILLA DE NUECES CRUDAS

Pon una taza de nueces o semillas crudas (de la lista maestra de alimentos) en un procesador de alimentos y mezcla hasta formar una pasta.

MAYONESA DE CÁRTAMO

- 1 huevo entero
- ½ cucharadita de mostaza dijon
- Jugo de ½ limón
- 1 pizca de sal
- 1 taza de aceite de cártamo

Coloca todos los ingredientes en un frasco de cristal de boca ancha y deja que los ingredientes se asienten al fondo. Sumerge una batidora de inmersión y enciéndela. A medida que la mayonesa emulsione, extrae la batidora poco a poco y presiona el botón de encendido unas cuantas veces más hasta que la mezcla sea homogénea y espesa. Mantenla refrigerada y consúmela antes de dos semanas. Puedes aderezarla con hierbas finas picadas, especias o cáscara de limón.

Listas maestras de alimentos

Éstas son las listas maestras que incluyen los alimentos que puedes comer en cada fase. Cuando quieras saber si está bien comer algo dentro de tu fase o si sólo estás buscando qué alimentos agregar a la lista del supermercado para cada fase, revísala. Recuerda, siempre que sea posible, elige productos orgánicos.

LISTA DE ALIMENTOS DE LA FASE 1

(Cuando sea posible, elige productos orgánicos.)

VERDURAS Y VERDURAS DE HOJA VERDE PARA ENSALADA (FRESCAS, ENLATADAS O CONGELADAS)

Apio (incluyendo hojas)
Bambú (retoños)
Berenjena
Betabel
Brócoli
Calabacita
Calabaza
Camote
Cebolla morada, blanca y amarilla
Cebollitas de cambray
Champiñones
Chayote
Chícharos
Chícharos japoneses
Chilacayote
Chile verde
Col, todos tipos
Col rizada
Espinaca
Espirulina
Flor de calabaza
Frijoles: ejotes, peruano, habas
Germinados
Jícama
Jitomate
Lechuga
Nabos
Nopal
Pepino
Pimientos
Poro
Romeritos
Tomate verde
Zanahoria

FRUTAS (FRESCAS O CONGELADAS)

Chabacano
Durazno
Fresa
Guayaba
Higos
Kiwi
Limón: verde y amarillo
Mandarina
Mango
Manzanas

Melón
Melón dulce
Moras: zarzamoras, arándanos, frambuesas
Naranja
Papaya
Peras
Piña
Sandía
Toronja

PROTEÍNA DE ORIGEN ANIMAL

Atún blanco enlatado en agua
Aves de cacería: perdiz, faisán
Carne de búfalo, molida
Cerdo: lomo
Embutidos libres de nitratos: pavo, pollo, res en conserva
Gallina de Guinea
Huevos, sólo las claras
Pavo: pechuga, molida magra
Pescado: blanco del Nilo, basa, oriental, blanco, barbero
Pollo: sin piel, sin hueso, carne blanca
Res: filete magro, molida
Salchichas de pollo o pavo, libres de nitratos
Sardinas enlatadas en agua
Tocino de pavo (libre de nitratos)

PROTEÍNA DE ORIGEN VEGETAL

Frijoles secos o enlatados: flor de mayo, blancos, negros, bayos, pintos, peruano, alubias, habas
Lentejas

CALDOS, HIERBAS, ESPECIAS Y CONDIMENTOS

Ajo fresco
Caldos: res, pollo, verduras*
Cátsup, sin azúcar añadida, sin jarabe de maíz
Condimentos naturales: salsa tamari, sal de mar
Endulzantes: Stevia, xilitol
Especias: pimienta (negra, blanca), chile triturado, canela, polvo de cacao, comino
Extracto de vainilla o de menta
Hierbas frescas: cilantro, menta, perejil, romero
Hierbas secas: de todo tipo
Jengibre fresco
Mostaza: preparada, seca
Pepinillos
Vinagre: cualquier tipo

GRANOS Y ALMIDONES

Amaranto
Arroz integral: arroz, cereal, galletas, pasta
Arroz salvaje
Avena
Cebada
Espelta: pan, pasta
Harina de cacahuate
Leche de arroz
Pan de granos germinados
Quinoa
Tapioca
Trigo sarraceno

GRASAS SALUDABLES

No están incluidas en esta fase

* Los caldos deben estar libres de aditivos y conservadores siempre que sea posible.

LISTA DE ALIMENTOS DE LA FASE 2

(Cuando sea posible, elige productos orgánicos.)

VERDURAS Y VERDURAS DE HOJA VERDE PARA ENSALADA (FRESCAS, ENLATADAS O CONGELADAS)

Acelga
Apio
Arúgula
Berros
Brócoli
Cebolla morada, blanca y amarilla
Cebollitas de cambray
Chalotes
Champiñones
Col, todos tipos
Col rizada
Endivias
Espárragos
Espinaca
Espirulina
Frijoles: ejotes, peruano, habas
Germinado de mostaza
Hinojo
Lechuga romana
Pepino, todos tipos
Pimientos
Poro

FRUTAS (FRESCAS O CONGELADAS)

Limón: agrio y amarillo
Ruibarbo

PROTEÍNA DE ORIGEN ANIMAL

Animales de cacería: avestruz, alce, venado
Atún blanco enlatado en agua
Carne de búfalo
Carne seca: res, pavo
Cerdo: lomo
Cordero, cortes magros
Embutidos libres de nitratos: pavo, pollo, rosbif
Huevos, sólo las claras
Ostiones enlatados en agua
Pavo: pechuga, molida magra
Pescado: bacalao, blanco del Nilo, basa, oriental, blanco, barbero
Pollo: sin piel, sin hueso, carne blanca
Res: filete magro, cortes magros molida
Salchichas de pollo o pavo, libres de nitratos
Sardinas enlatadas en agua
Tocino de pavo (libre de nitratos)

PROTEÍNA DE ORIGEN VEGETAL

No están incluidas en esta fase

CALDOS, HIERBAS, ESPECIAS Y CONDIMENTOS

Ajo fresco o en polvo
Caldos: res, pollo, verduras*
Cátsup, sin azúcar añadida, sin jarabe de maíz
Condimentos naturales: salsa tamari, sal de mar
Endulzantes: Stevia, xilitol

* Los caldos deben estar libres de aditivos y conservadores siempre que sea posible.

Especias: pimienta (negra, blanca), chile triturado, canela, polvo de cacao, comino, sal de ajo
Extracto de vainilla o de menta
Hierbas frescas: cilantro, menta, perejil, albahaca, cebollín, eneldo
Hierbas secas: de todo tipo
Jengibre fresco
Mostaza: preparada, seca
Pepinillos
Salsa de rábano
Vinagre: cualquier tipo

GRANOS Y ALMIDONES

No están en incluidos en esta fase

GRASAS SALUDABLES

No están incluidas en esta fase

LISTA DE ALIMENTOS DE LA FASE 3

(Cuando sea posible, elige productos orgánicos.)

VERDURAS Y VERDURAS DE HOJA VERDE PARA ENSALADA (FRESCAS, ENLATADAS O CONGELADAS)

Aceitunas, todo tipo
Achicoria
Aguacate
Alcachofas
Alga
Apio
Arúgula
Berenjena
Berros
Betabel: hojas, raíz
Calabacitas
Camote
Cebollas
Cebollitas de cambray
Champiñones
Chayote
Chilacayote
Col, todos tipos
Col rizada
Colecitas de Bruselas
Coliflor
Espárragos
Espirulina
Flor de calabaza
Frijoles: ejotes, peruano, habas
Germinados
Hinojo
Jícama
Jitomates, frescos y enlatados
Lechuga escarola
Lechuga romana
Nopal
Palmitos, enlatados
Pepino
Pimientos
Poro
Rábanos
Romeritos
Tomate verde
Zanahorias

FRUTAS (FRESCAS O CONGELADAS)

Cerezas
Ciruelas
Duraznos
Limón, agrio y amarillo
Moras: zarzamoras, arándanos, frambuesas
Ruibarbo
Tunas

PROTEÍNA DE ORIGEN ANIMAL

Almejas

* Los caldos deben estar libres de aditivos y conservadores siempre que sea posible.

Atún blanco enlatado en agua
Aves de cacería: faisán
Calamares
Callo de hacha
Camarones
Cangrejo, carne
Carne de búfalo
Cerdo: lomo, chuletas
Conejo
Cordero
Hígado
Huevos, enteros
Langosta
Ostiones
Pavo
Pescado: blanco, basa, arenque, trucha
Pollo: sin piel, sin hueso, carne blanca u oscura
Res: filete magro, bistec
Salchichas de pollo o pavo, libres de nitratos
Salmón, fresco, congelado o ahumado (libre de nitratos)
Sardinas enlatadas en agua

PROTEÍNA DE ORIGEN VEGETAL

Frijoles secos o enlatados: flor de mayo, blancos, negros, bayos, pintos, peruano, alubias, habas
Garbanzos
Leche de almendra sin endulzar
Lentejas

GRANOS

Arroz integral negro
Arroz salvaje
Avena
Cebada
Pan de granos germinados
Quinoa

CALDOS, HIERBAS, ESPECIAS Y CONDIMENTOS

Ajo fresco
Algarrobo
Caldos: res, pollo, verduras*
Condimentos naturales: salsa tamari, sal de mar
Endulzantes: Stevia, xilitol
Especias: pimienta (negra, blanca), chile triturado, canela, polvo de cacao, polvo de curry
Extracto de vainilla o de menta
Hierbas frescas: cilantro, menta, perejil, albahaca, cebollín, eneldo
Hierbas secas: de todo tipo
Jengibre fresco
Pasta de jitomate
Pepinillos
Salsa

GRASAS SALUDABLES

Aceites: semilla de uva, oliva, ajonjolí
Aguacate
Humus
Mantequillas y cremas crudas de nueces o semillas
Mayonesa de cártamo
Nueces, crudas: almendras, castañas, pecanas, pistachos, avellanas, piñones, nueces
Semillas, crudas: lino, cáñamo, calabaza, ajonjolí, girasol
Tahina

* Los caldos deben estar libres de aditivos y conservadores siempre que sea posible.

Agradecimientos

Deseo agradecer en especial a mi agente, Alex Glass, quien lo vislumbró todo antes de que yo pudiera siquiera imaginarlo, y a mi invaluable abogado, John Fagerholm, quien siempre se ha asegurado de que todo esté en orden. También deseo agradecer a mi amigo y excepcionalmente talentoso productor Mason Novick, quien me convenció de escribir un libro y luego me presentó a quienes harían de él una realidad.

Les agradezco con el corazón a mis increíblemente comprensivas y creativas editoras, Talia Krohn y Heather Jackson (también conocida como la cercana), por sentirse cómodas trabajando fuera del contexto tradicional, porque así me sentía cómoda yo.

Me siento honrada de que dos mujeres sorprendentes, Tina Constable y Maya Mavjee, creyeran en mi visión de crear un método saludable para perder peso y volver a enamorarse de la comida que reúne a las familias y los amigos en torno al comedor. Les estaré agradecida por siempre. También a todo mi equipo en Crown, en particular a Leigh Ann Ambrosi, Meredith McGinnis y Tammy Blake, quienes han tenido la paciencia y la generosidad de ayudarme a llevar esta causa por el camino correcto. Siempre me sorprenden con todo lo que hacen.

Estoy muy agradecida con Eve Adamson, porque es increíble trabajar con una escritora que te entiende y capta tu voz y tu retorcido sentido del humor. Y también con mi entrenadora, Melanie. ¡Qué increíble aventura! No hay palabras que expresen mi profundo agradecimiento.

Gracias a Larry Vincent y Michellene DeBonis de UTA por sus geniales diseños y creación de marca, y en particular por comprenderme.

A mis amadas Kim y Kym. No sería nadie sin ustedes. Gracias por involucrarse, por ser tan generosas y por impulsarme todo el camino. A mis queridos amigos Tim y Wendy, por alimentarme y cuidarme para que tuviera la energía de alimentar y cuidar a otros. Y a Chris y Karen por expandir mis horizontes más allá de mis ideas más alocadas y por afirmar que la dislexia es una razón para ser exitoso y no que alcanzamos el éxito a pesar de ella.

Deseo agradecerles también a todos mis clientes a lo largo de los años. He sido muy afortunada de que me hayan permitido entrar en sus vidas y de que hayan compartido conmigo sus experiencias personales. Saben que tienen un lugar muy especial en mi corazón.

Le debo un especial agradecimiento a la Universidad Estatal de Colorado, y en particular a Nancy Irlbeck y Temple Grandin por inspirarme a salir de ahí a ayudar a la gente y a marcar una diferencia en este mundo. Y a los doctores Michael Towbin, Jackie Fields y Orrie Clemens les agradezco ser mis mentores e integrarme en favor del bienestar del paciente.

A mis hermanas, Heather y Holli, quienes son mis mejores amigas y pilares en medio de la tormenta o en un día soleado. Gracias por los desvelos, por estar siempre a mi lado y por empujarme al mundo cuando creía que no podía hacerlo. Gracias por darme a Dolan y a Harley, quienes son la auténtica recompensa. A mi padre, Nestor. Sé que soy tu favorita y ahora ya está en papel. Te amo y te agradezco que seas tan bueno conmigo y con mis hijos. A mi madre, la doctora Jeanne Wilson, le agradezco que me inspire día tras día a ser una mejor madre, amiga y ser humano. Te amo con todo el corazón.

Quiero agradecerle a mi increíble esposo, Von, quien llegó a mi vida y abrió las puertas que me mantenían encerrada. Contigo me siento en casa. Agradezco que me hayas bendecido con una increíble familia de cinco niños. Gracias por leer y releer y releer capítulo tras capítulo, y por decirme una y otra vez lo inteligente y divertida que soy. Gracias por reorganizar la Navidad completa en medio de la noche, por recordarme llevar el pasaporte, arrear al caballo o llevar mi cobijita en el avión, e incluso por recordarme que un ramo de flores y un sorbete pueden mejorarlo todo. Gracias por todas esas veces en las que no me preguntaste por qué. Te amo.

Muchas personas y organizaciones son responsables de las actualizaciones de este libro. A todas les agradezco mucho desde el fondo de mi corazón.

OPTIMIZA TU METABOLISMO

Los tres secretos dietéticos para equilibrar tus hormonas de manera natural y obtener un cuerpo atractivo y saludable

de Jillian Michaels

¿Cansado de hacer dietas? ¿Has perdido y ganado las mismas cinco, diez o quince libras una y otra vez? Entonces, ¡detente! Has estropeado tu metabolismo con dietas yo-yo y alimentos no nutritivos y llenos de químicos hasta tal punto en el que la pérdida de peso resulta imposible. Como tú, Jillian Michaels también ha estado allí. Después de años de ejercicios y torturantes dietas, se dio cuenta de que tenía que existir una manera más sencilla y efectiva de estar sana y conservar la figura. ¡Y sí la hay! Todo se resume en entrenar tus hormonas para que quemen —y no almacenen— la grasa. En *Optimiza tu metabolismo*, Jillian ha reunido su propia experiencia con importantes médicos y nutricionistas para ofrecernos un simple plan en tres fases para acelerar aquellas hormonas que te ayudan a perder peso y eliminar las hormonas que almacenan grasas. Jillian ha diseñado esta dieta para que sea sencilla, con listas de alimentos, planes de comidas y recursos en línea.

Autoayuda/Salud